偏方三书

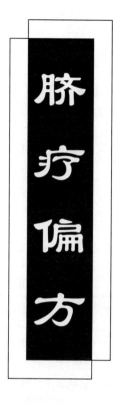

脐疗偏方

■主编 高　萍　田思胜　卢祥之

■陕西科学技术出版社

U0337934

图书在版编目(CIP)数据

脐疗偏方 / 高萍, 田思胜, 卢祥之主编. —2 版
. —西安: 陕西科学技术出版社, 2014.9(2022.1 重印)
(偏方三书)
ISBN 978 - 7 - 5369 - 6128 - 9

Ⅰ. ①脐… Ⅱ. ①高… ②田… ③卢… Ⅲ. ①脐 - 中
药外敷疗法 Ⅳ. R244.9

中国版本图书馆 CIP 数据核字(2014)第 136811 号

脐疗偏方

高萍　田思胜　卢祥之　主编

出 版 者	陕西新华出版传媒集团　陕西科学技术出版社
	西安市曲江新区登高路 1388 号陕西新华出版传媒产业大厦 B 座
	电话(029)81205187　传真(029)81205155　邮编 710061
	http://www.snstp.com
发 行 者	陕西新华出版传媒集团　陕西科学技术出版社
	电话(029)81205180　81206809
印　　刷	西安牵井印务有限公司
规　　格	850mm×1168mm　　32 开本
印　　张	9.75
字　　数	242 千字
版　　次	2014 年 9 月第 2 版
	2022 年 1 月第 3 次印刷
定　　价	28.00 元

主　　编　高　萍　田思胜　卢祥之

编写人员(按姓氏笔画为序)

　　　　尹桂平　王军强　迟永利

　　　　赵　琼　谭　红

写在前面

中医药学是中国传统文化的重要组成部分,几千年来,它为中华民族的繁荣昌盛作出了重要贡献。它所倡导的传统养生保健、疾病诊疗方法,以价格低廉、简便易行,深受广大人民群众的欢迎。近十几年来,在世界范围内亦掀起了一股"自然疗法"的热潮,因此,挖掘整理中医药学传统精华,编写适合人民群众、世界各地华人家庭适用的健康丛书,会具有很好的社会效益。

中国民间历来相信"偏方"。俗谚"偏方治大病",这种认识在东南亚、港台地区,抑或旅法、旅美的华人圈中,都有许许多多的认同者。

纵观近三十年来偏方、验方类丛书,大都有一条基本的规律,那就是采用分类、分病的方法,或薄或厚,多偏重于小方、简药;多偏重治疗和以类统方,很少有辨证与方药有机结合,更罕见以法统方,示人以方法,并且将历来治疗方法怎样使用,怎样与临床实践结合,怎样与患者自身适用、自己选择结合角度写的书。

根据偏方丛书有普遍读者群的特点,又根据以往的偏方丛书都是以病统方(某某病治病偏方)的特点,我和中国中医研究院、山东中医药大学、北京中医药大学等单位从事医史文献与临床教学研究的一些同仁、学长们,在 2003 年 5 月以后,开始组织、构思、着手实施编撰本套丛书,采取的方法和循走的路径,是以法统方,目的是有别于以往,更适合采取某种治疗方法读者的需要,同时,也是和以往偏方类图书有所区别,别开另条"偏方"道路,保持自身的一些特色。

虽然我们做了许多努力,也有一番尝试和探索,但限于水平,肯定有这样或那样的不足,这些不妥不当的地方,还希望有识者能予多多指教,以期在将来再版时不断完善,更适合广大的读者需要。

卢祥之　田思胜
2005.8　于中国科学院

目　录

5

脐疗的神奇功效

（一）什么是脐疗

脐疗，是祖国医学外治法的重要组成部分，是我国劳动人民在与疾病作斗争中总结出来的行之有效的治疗方法，是祖国医学的宝贵遗产之一，内容丰富，方法众多。备受历代医家的推崇，为广大劳动人民所喜施乐用。

脐，穴名脐中、神阙，为任脉循行之处，五脏六腑之根本，人体元气归藏之所。脐疗以中医经络学说为理论基础，根据不同病症的需要，选择相应的药物，制成一定的剂型，填敷脐中或在脐部进行艾灸、拔罐、按摩或热熨等物理刺激，通过药物对脐的刺激作用，激发经气、疏通经络、促进气血运行，以调整人体脏腑功能，协调人体阴阳，扶正气、去邪气，从而达到防病治病的目的。其操作简便，安全稳定，副作用少，对于内科、外科、妇科、小儿科乃至急症传染性疾病的治疗均有疗效，用于养生保健、增寿美容等更有特殊作用。

（二）脐疗的发展概况

脐疗历史悠久，早在上古时期，由于生产力落后，生活艰苦，疾病流行，古人在与自然和疾病作斗争中，用"砭石"放血、刺病；用树叶、兽皮、泥灰、唾液以裹敷创伤；用树枝、干草燃烧来取暖，御寒祛病；用双手按揉推拿医治疾病。这些原始的方法就是针灸、敷贴、热熨、按摩疗法的萌芽。春秋战国时期，在帛书《五十二病方》中计收方283张,其中外治法达一半以上,如洗浴、熏蒸、热敷、砭刺、浸渍、按摩等等诸法中包括有肚脐填药、敷药、涂药及角灸脐法,其叙述虽原始古朴,但它却开创了脐疗之先河。至秦汉时期,药物贴脐疗法开始从一般运用逐渐转向了理论上的初步探索。成书于战国时期的经典著作《黄帝内经》,对脐的论述颇多,其中有脐与十二经脉之间的联系,脐与五脏六腑之间的相关关系,以及脐的生理、病理、诊断、治疗和预后等,为脐疗法初步奠定了理论基础。东汉末年,医圣张仲景已用热熨肚脐的方法治疗中暍。《金匮要略·杂疗方》中提到:"凡中暍死,不可使得冷,得冷便死,疗之方:屈草带绕暍人脐,使三两人溺其中,令温,亦可用热泥和屈草",是说中暍者可用屈草溺脐以温熨脐中。晋代,针灸名家皇甫谧在《针灸甲乙经》中载述:"脐中,神阙穴也,一名气舍,灸三壮,禁不可针刺;针之,令人恶疡溃矢出者,死不治。"指出脐中(神阙)穴宜灸禁针,并对其预后作了原则性的告诫。这些论述,至今仍有临床指导意义。晋代医家葛洪在《肘后备急方》中记载"灸脐上十四壮,名太仓,可治卒得霍乱腹痛"、"以盐纳其中,灸百壮,治霍乱卒死"等。可见,晋代以盐填脐灸法已普遍应用。

唐代医家孙思邈在《千金要方》中有"治虚寒腹痛、上吐、下泻,以吴茱萸纳脐,帛布封之",《千金翼方》中有"治霍乱吐泻,筋脉挛急……此病朝发夕死,以急救暖脐散填脐"的记载。此外,孙氏用东壁土敷脐,用露蜂房烧灰敷脐以治疗脐中流水,用杏仁捣如泥与猪髓搅和均匀后敷脐以治脐红肿。王焘的《外台秘要》也有数多脐疗方法的记录,如用盐和苦酒涂脐治疗二便不通等,对后世脐疗的应用,产生了深远的影响。

宋金元时期,应用脐疗者更是不乏其人。在《太平圣惠方》、《圣济总录》、《本事方》、《扁鹊心书》、《南阳活人书》等医籍中,对脐疗的记载颇多,其填脐药物应用之广,方剂至多,以及应用脐疗的医家之众,是前所未有的。如《本事方》治癃闭发作欲死,用葱白熨脐即通。《南阳活人书》用葱白烘热敷脐,治阴毒腹痛,厥

2

逆唇青卵缩,六脉欲绝者。《太平圣惠方》治"卒中不知人,四肢厥逆,附子研末置脐上,再灸之,可活人"。《针灸资生经》则认为:"若灸溏泻,脐中第一,三阴交等穴,乃其次也。"这说明宋金元时期,脐疗已得到了较普遍的应用。

至明清时期,脐疗的应用更加普遍,方剂日益丰富,这些大都见于当时许多医学家的医药著作和文献中。驰名中外的医药学家李时珍,在其编撰的《本草纲目》中有"治大腹水肿,以赤根捣烂,入元寸贴脐心,以帛束定,得小便利,则肿消"的记载。清代颇负盛名的民间医药学家赵学敏,在其撰写的《串雅内编》和《串雅外编》两书中均记载有不少民间药物贴脐的验方,其中有"治水肿病,小便不通,以甘遂末涂脐上,甘草梢煎汤液服之"。所载方简便、效验,迄今仍被临床所沿用。此外,有清朝宫廷御医吴谦等编撰,朝廷出版的《医宗金鉴》中说:"阴阳熨脐葱白麝,冷热互熨水自行。"本法是用葱白捣烂,加入麝香少许,敷脐上,并以冷热刺激,治小便癃闭,点滴难出之证。可见当时药物贴脐法的应用,不仅流行民间,而且宫廷太医也吸收应用。

至晚清,中医对脐疗的认识、研究和应用有了重大的进展,浙江外治专家吴师机的专著《理瀹骈文》的出现,使药物贴脐疗法更臻于完善,该书中记载有贴脐、填脐、纳脐、涂脐、敷脐、掺脐、灸脐等疗法的验方达近百种之多。吴氏以药物贴脐法治疗内、外、妇、儿、五官、皮肤科等疾患,并对贴脐疗法的作用机制、药物选择、用法用量、操作方法、注意事项以及辨证施治方面,都从理论上作了系统的阐述,使脐疗形成了独特的体系。吴师机对中医外治疗法的精辟见解和宝贵经验,是中医学史上的一大创举。

到了近代,脐疗越来越受到国内外学者的重视,无论在临床或理论研究方面都有了新的发展。我国医学科研工作者,运用现代医学科学技术的方法,广泛地把脐疗运用于内、外、妇、男、儿、伤等科中,取得了可喜的成绩,证明了脐疗有提高免疫力,延缓衰老和抗肿瘤、抗过敏,调节植物神经功能的作用。

（三）脐疗的常用方法有哪些

脐疗法源于古代,流传至今,已有两千多年的悠久历史。脐疗的主要施治方法有药物敷脐法、脐灸法、脐部拔罐法和脐部按摩法等。

（1）药物敷脐法。即指将药物制成一定的剂型,外敷脐部的方法,是脐疗最主要和最常用的方法,一般分为填法、敷法、覆法、贴法、涂法、滴法、熨法、熏法、罨法、掺法等数种。

1）填法 将配方中的药物加工研成细末,或制成丸剂、丹剂,用药部位一般局限于神阙穴(脐孔)内,胶布固定。

2）敷法 将新鲜的植物药捣烂敷于脐部;或用干的药末加水或加酒等调和成膏状敷于脐部,胶布固定。

3）覆法 将用量较多的药物捣烂或研末或调成糊膏,覆盖在脐部及脐周围。

4）贴法 将药物先制成膏药,贴于脐部,或将大小适度的布膏直接贴于脐部,固定扎紧。

5）涂法 将药膏、药汁或药末用植物油调和涂于脐部,外用胶布或纱布固定。

6）滴法 将药煎取汁或捣烂取汁或用药水,根据病情需要或温热或寒凉后,一滴滴慢慢滴入脐内的治疗方法。

7）熨法 将药物粗末或其他辅料炒热布包,乘热外熨脐部,以散寒止痛。

8）熏法 是利用药物燃烧时产生的热气或药物煮沸时产生的蒸气,熏脐治病的一种方法。

9）罨法 罨通"掩",遮盖之义。罨法是将药物罨盖于脐部并加以固定的方法,可分为干罨和湿罨两种。

10）掺法 将药物少许研细末,掺于膏药上外贴于脐部的方法。

（2）脐灸法。灸法,是用艾绒或其他药物放置在体表的穴位上烧灼、温熨,借灸火的温和热力以及药物的作用,通过经络的传导,起到温通气血、扶正祛邪、达到治病和保健目的的一种外治方法。因灸用材料多用艾,故可分为艾灸法和非艾灸法。由于脐部皮肤娇嫩,故不宜直接灸,脐灸法又可分为悬起灸、隔物灸、蒸脐灸、灯火灸、熨灸、日光灸、温灸器和天灸,等等。

1）悬起灸　根据方法不同,又分为温和灸和雀啄灸。温和灸,施灸时将艾条的一端点燃,对准应灸的脐部,距皮肤2～3厘米进行熏烤,使患者局部有温热感而无灼痛为宜,一般每处灸5～10分钟,至皮肤红晕为度。对于昏厥、局部知觉迟钝的患者,医者可将中、食二指分张,置于脐之两侧,这样可以通过医者手指的感觉来测知患者局部的温热程度,以便随时调节施灸的距离以防止烫伤。雀啄灸,施灸时,将艾条点燃的一端并不固定在一定距离,而是像鸟雀啄食一样,一上一下活动地施灸,另外也可均匀地向上下左右方向移动或作反复的旋转施灸。

2）隔物灸　把药物填于脐内或放在脐部,然后将艾炷置于药物之上,点燃。此方法既有药物功能,又有艾灸的温热作用,所用间隔药物很多,如隔盐灸、隔姜灸、隔葱灸、隔蒜灸、隔药灸,等等。古代将隔药灸叫作"蒸脐"或"熏脐",所用药物因病而异。

3）灯火灸　方法是将灯心草一端浸入桐油或豆油中,拿出后用软纸吸去外部的浮油,以防油滴下烫伤皮肤,医者用拇、食二指捏住灯心草在蜡烛上点燃,火要小,将其稍停脐旁瞬间,待火焰由小变大时,立即接触脐,注意要斜灸,不能竖灸。此时听到灯火头部与皮肤之间发出清脆的爆碎音,火随之熄灭。虽然有人将灯火灸用于脐疗,但灸处多有小片烫伤,容易感染,所以此法不应用于小儿脐疗。

4）熨灸　将艾绒平铺于脐部,再盖几层布,用熨斗在上面熨之,可发挥热熨及艾的双重作用。常用于虚寒、痿痹等症。

5）日光灸　将艾绒平铺在脐腹部,在日光下暴晒的方法,既

5

有日光浴，又有艾的作用。常用于虚寒腹痛、慢性虚弱疾病、小儿缺钙等。

6）温灸器灸　又名灸疗器。是用金属特制的一种圆筒灸具，故又称温筒灸。其筒底有尖有平，筒内套有小筒，小筒四周有孔。施灸时，将艾绒或加掺药物装入温灸器的小筒，点燃后，将温灸器盖扣好，即可置于脐穴，进行熨灸，直到所灸部位的皮肤红晕为度。此法有调和气血、温中散寒作用。一般需要灸治者均可采用，对小儿、妇女及畏惧灸法者最为适宜。

7）天灸　又名自灸，近代称为发泡疗法。最早见于宋代王执中的《针灸资生经》。天灸脐部法是用对皮肤有刺激性的药物敷贴脐部。使局部充血、起泡，犹如灸疮，以其能发泡如火燎，故名灸。

（3）脐部拔罐法。拔罐法，古称角法，故脐部拔罐法又称角脐法。它是以罐为工具，利用燃烧排除罐内空气，造成负压，使吸附于脐部的皮肤充血、瘀血，产生较强的刺激，以达到治疗疾病的目的。

拔罐的方法很多，常用的有以下几种：

1）闪火法　是用长纸条或用镊子夹酒精棉球一个，用火将纸条或酒精棉球点燃后，使火在罐内绕 1～3 圈（注意切勿将罐口烧热，以免烫伤皮肤）后，将火退出，迅速将罐扣在脐部。此法因罐内无火，比较安全，是最常用的拔罐法。

2）投火法　是用易燃纸片或棉花，点燃后投入罐内，迅速将罐扣在脐的部位，即可被吸附上。

3）滴酒法　是用 95% 酒精或白酒，滴入罐内 1～3 滴（切勿滴酒太多，以免流出，烧伤皮肤），沿罐内部摇匀，用火点燃后，迅速将罐扣在脐部。

4）贴棉法　是用大小适宜的酒精棉一块，贴在罐内壁的下 1/3 处，用火将酒精棉点燃后，迅速将罐扣在脐部。

5）架火法　是用不易燃烧、传热的物体，如瓶盖、小酒盅（其直径要小于罐口)置于脐部,然后将95%酒精数滴或酒精棉球置于瓶盖或酒盅内,用火将酒精点燃后,将罐迅速扣上。

以上诸法,一般留罐5~10分钟,待拔罐部位的皮肤充血、瘀血时,将罐取下。若罐大而吸拔力强时,可适当缩短留罐的时间,以免起泡。多用于治疗风湿痹症、感冒、咳嗽、胃痛、呕吐、腹痛、泄泻等症。

(4)脐部按摩法。是在肚脐施行按摩手法以治疗疾病的方法。具有疏通经络,促进气血运行,调整脏腑功能,增强机体抗病能力等作用。另外,药物敷脐固定以后,外加按摩可加速药物吸收过程,达到快速治病的目的。具体方法如下:

1)揉法 用拇指指端或食指指端紧附于穴位上,做和缓回转的按摩动作,频率每分钟50~100次。

2)摩法 用指或掌面在脐部表面回旋摩动,作用力温和而浅,仅达皮肤或皮下,本法操作时肘关节自然弯曲,腕部放松,指掌自然伸直,动作要缓和而协调,其频率根据病情的需要而定,慢者每分钟30~60次,快者每分钟100~120次。

3)按法 用拇指指面按压脐部及脐周,按压的力量以出现酸胀的感觉为度,可持续按压2~5分钟,再慢慢放松减压,也可间断性地一按一放,有节奏地按压。

4)点法 用拇指或中指指端,在选定的穴位上,有节奏地用力叩击,称为点法。

(四)脐的生理与病理

脐即神阙,又称脐中穴,俗称肚脐。脐是人体先天之本源,是一切血管、神经的发端。当胎儿在母体中生长、发育过程中,脐部是为胎儿供血、供氧以及输送营养成分的唯一通路,并维持胎儿的生命活动。正如《医学原始》中所说:"人之始生,生于脐与命门,故为十二经脉始生,五脏六腑之形成故也。"脐是一个退化器官,是脐带脱落后的一个根蒂组织,是"瓜熟蒂落"的必然结果。

但是,脐不是一个孤立的蒂结,神阙穴位于任脉,而任脉属于阴脉之海,与督脉相表里,共同管理人体的诸经百脉,所以脐和诸经百脉相通,脐又为冲脉循行之所、冲脉之海,且任、督、冲"一源三歧",故三脉经气相通。由于奇经八脉纵横,贯穿于十二经脉之中,联系全身经脉,因此,五脏六腑、四肢百骸、五官九窍、皮肉筋骨都与脐有着极为密切的生理、病理联系。

脐部的血管分布非常丰富,婴儿出生后,脐的血液循环虽断绝,但由于经络的循环联系,从脐中心向内脏沟通联络,故有"上至泥丸,下到涌泉"的效力。中医认为"脐是先天之本源",是经络系统的一个重要穴位。脐是胚胎发育过程中腹壁的最终闭合处,皮肤敏感,有利于药物通过经络发挥作用,药物的有效成分也不经消化道而受到破坏。因此,脐疗法有其独特的应用价值。

(五)脐疗为什么能治病

脐是新生儿脐带脱落后遗留下来的根蒂组织,它是人体先天之本源,当胎儿在母体中生长发育时,通过脐带从母体接受营养,以维持胎儿的生命活动。脐与人体十二经脉、五脏六腑、四肢百骸、皮毛骨肉都有着极其密切的生理与病理联系,选用相应的药物在脐部施治,既有穴位刺激作用,又通过经络传导,使药物充分发挥功效,使机体失调的状态趋于平衡,达到祛除疾病的目的。

另外,脐在胚胎发育过程中为腹壁最后闭合处,表皮角质层最薄,屏障功能最弱,皮下无脂肪组织,皮肤和筋膜、腹膜直接相连。脐部皮肤除局部微循环外,脐下腹膜还布有丰富的静脉网,浅部和腹壁浅静脉、胸腹壁静脉相吻合,深部和腹壁上下静脉相连,腹下动脉分支也通过脐部,再者,脐凹陷形成隐窝,药物敷贴后形成自然闭合状态,利于药物较长时间存放,这些均利于药物穿透弥散而被吸收入血,进入身体循环,发挥药物的直接作用。

同时,药物经脐部吸收,极少通过肝脏而使代谢分解,有效药物成分也不经消化道而受到破坏,可见,脐部是最有利于药物吸收的部位。

现代研究表明,穴位及经络都与神经末梢、神经束、神经节有着密切关系,因而通过药物对穴位的刺激,也必然作用于神经,会使脐部皮肤上的各种神经末梢进入活动状态,以促进人体的神经、体液调节作用,提高免疫机能,调整植物神经功能,从而达到防病治病的作用。

明代名医徐大椿在论述外治方法的作用中提到:"汤药不足尽病,用膏贴之,闭塞其气,使药性从毛孔而入腠理,通经贯络……"药物敷脐,药物分子可通过脐部皮肤的渗透和吸收作用而弥散人体内,通达全身。脐部疗法所用的辛香药物除本身既有的治疗作用外,还有削弱脐部表皮角质层的屏障、加强药物的渗透作用;而用水、唾液调敷,可增加药物和皮肤的水合作用;用醋、酒调敷可增强药物成分的溶出和吸收,同时还可起到引经作用,使药物直达病灶,增强疗效。目前,随着世界各国医家对自然疗法的重视,作为自然疗法的一部分的脐疗已广泛地运用于内、外、妇、儿、男、伤等各科中,取得了可喜的成绩。

(六)脐疗对经络的作用

中医认为,人体是一个内外统一的有机整体,体表与内脏,由于经络的纵横交错,遍布全身,外与皮肤肌腠、四肢百骸相连,内与五脏六腑相接,以联系全身各部,使人体成为一个完整的、有机的统一体,使气血运行全身,抗御外邪,内养脏腑。并在大脑皮质的指挥下,全身的各器官系统既分工负责,又互相协调来维持经脉和脏腑的正常生理功能,由于经络既有运行气血的作用,又有调节脏腑的功能,所以人体才能气血通行,阴阳平衡得以安宁无病。如果人体受了外邪或内伤,影响了脏腑的阴阳平衡,发生了病变,中医就根据疾病的寒、热、虚、实的属性不同,分别运用治病的基本原则:"寒则温之,热则清之,虚则补之,实则泻之。"选用相应的药物敷贴于脐中穴上。通过药物不断刺激脐穴,又通过经络传导,使药物充分发挥功效,从而达到补虚泻实,调整脏腑的阴阳,使人体各种机能趋于平衡,以恢复健康,达到治疗疾病的目的。这一机理与针灸疗法一样,都是根据经络的调衡原理而形成的。

(七)脐疗对神经有哪些作用

根据尸体解剖观察发现,在穴位(包括脐中穴)的各层组织中,往往具有丰富的神经末梢、神经丛和神经束。根据各家对经络的见解,都认为经络与周围神经、中枢神经、神经节有着密切的关系,因而药物贴脐作用于经络的同时,也必然作用于神经。现代研究表明,不断地刺激(包括药物)脐部皮肤,会使脐部皮肤上的各种神经末梢进入活动状态,促进人体的神经、体液调节作用和免疫机能,改善内脏及各组织器官的功能活动,使机体康复,增强机体的抗病力,达到预防疾病的作用。

(八)脐疗药物对皮肤的渗透作用

一般皮肤由表皮、真皮、皮下组织三层组成。药物若能透过表皮就容易从真皮吸收到人体里,这是因为真皮有90%是血管丰富的结缔组织,活跃的血液循环传输药物很快。研究发现:脐在胚胎发育过程中为腹壁最后闭合处,表皮角质层最薄,敏感度高,屏障功能较差,并且脐下无脂肪组织,皮肤筋膜和腹膜直接相连,故渗透性强,药物分子较易透过脐部皮肤的角质层,进入细胞间质,迅速弥散入血通达全身。同时,药物经脐部吸收,有效药物成分也不经消化道而受到破坏,提高了药物的利用度,又避免了肠胃道的影响。因此,脐疗的作用也就显得更特殊。

(九)脐疗对免疫机能有哪些作用

历代中医针灸文献认为:"肚脐,又名神阙穴,即穴中穴也。"此穴是保健强壮常用穴位,具有健脾和胃,温补下元,益气固脱的作用,又有抗炎、灭菌和增强机体免疫力的作用。中医对虚脱病人常在神阙穴艾灸,使病人回阳复苏;古人以鼠粪填脐艾灸,可以益寿延年。现在科学实验证明:以温药贴脐疗法可提高机体的免疫力,以鼠粪填脐灸可作用于免疫系统,提高人体的免疫功能,具有抗衰老和抗肿瘤的作用。因为衰老和肿瘤的发生与免疫系统功能低下有关。其机制在于借助药物刺激脐穴的皮肤,通过神经反射的作用,激发机体的调节功能,使机体某些抗体形成,免疫力提高,从而增强人体的抗病能力和防御机能,故能战胜疾病和治疗疾病。

(十)脐疗的功用及适应症

脐疗的功用和适应症非常广泛,对消化、呼吸、泌尿、生殖、神经、心血管系统均有作用,并能增强机体免疫力,可广泛用于内、外、妇、儿、皮肤、五官科疾病,并可养生保健,概括有以下几点:

(1)温阳益气,回阳固脱。以温热药物贴脐,通过药物的温热刺激,或艾灸、热熨的传导作用,能兴奋呼吸中枢神经,而温通阳气,回阳固脱,使病人达到阳复厥苏的目的。中医常用食盐填脐艾灸,对虚脱、晕厥、休克、中风昏迷病人急救有功效。

(2)健脾和胃,升清降浊。脐疗可增强脾胃机能,使升阳得升,浊阴下降,以健脾止泻,和胃降逆。用于胃痛、痞满、反胃、呕吐、泄泻、呃逆等。

(3)通调三焦,利水消肿。脐疗能激发三焦的气化功能,使气机通畅,经络疏通,可治疗小便不利、腹水、水肿、黄疸等病。

（4）调理冲任,温补下元。冲为血海,任主胞胎,冲任督带与妇人的经、带、胎、产息息相关,故药物温脐可调理冲任安胎。临床用于阳痿、遗精、早泄及妇女月经不调、痛经、崩漏、带下、不孕等症。

（5）通经活络,行气止痛。脐通百脉,温热药贴脐后,能够通经活络,理气和血,达到"通则不痛"。适用于痹症、手足麻木及诸痛症。

（6）敛汗固表,涩精止带。脐疗能收敛人体的精、气、神、津,调整脏腑阴阳平衡,使气血调畅,营卫通利。临床常用于治疗自汗、盗汗、梦遗、滑精、久泻、带下、惊悸、失眠等。

（7）强壮却病,养生延年。脐为先天之命蒂,后天之气舍,是强壮保健的要穴,脐疗可增强人体抗病能力,提高机体的免疫功能,具有补脾肾,益精气之功。用于虚劳诸疾、神经衰弱,并有保健、抗癌、延年益寿之作用。

（十一）脐疗有哪些优点

脐疗法在我国已应用了两千多年,由于这一疗法本身固有的优点和特点,所以能够流传至今,并越来越受到医家和人民群众的重视。根据临床观察,脐疗有以下优点:

（1）方法简便,疗效迅速,取材容易。脐疗的操作方法简单方便,容易掌握,便于推广,医者可用,患者也可自疗。本法取材容易,经济实用,而且使用灵活,疗效迅速,如对尿潴留只需用葱白炒热敷脐,就可使之排尿。不需煎药、注射,不麻烦,不痛苦,因此,患者乐意接受。

（2）安全可靠,副作用少,可随时停药或变换药方。脐部给药,可随时观察其适应和耐受情况,如果药物刺激脐部,皮肤出现过敏或发生水泡时,只需停药,症状就会自行消失。不会像内服药那样,如不对症,发生反作用时难于处理。

（3）适用于不愿意长期服药的患者,特别是婴幼儿和年老体弱不能胜药者。实践证明,对于服药困难的小儿患者和年老体弱不能胜药的患者,用其疗法,既能治病,又可避免许多麻烦及副作用。

（4）适应症广,经济价廉。脐疗法的治疗范围很广泛,临床上应用于内科、外科、妇科、儿科,以及其他各科的疾病。脐疗所用的药物大都是常用的中草药,其价格低廉,有的可以自己采集,同时脐疗所用药量很少,一般每次只用 10～15 克即可。因此,药费低廉,既减轻患者经济负担,又可为国家节约大量的药材。

（十二）脐疗的用药特点是什么

由于是脐部给药,所以,用药与内治法不同,脐疗的用药特点是：

（1）脐疗用药量少,选择药物以气味浓厚、力猛有毒之品为宜,而且多生用,如生半夏、附子、乌头、甘遂、牵牛、巴豆等,气味清淡之品则不易收敛。

（2）一般药物切粗末炒香,炒香则气易透,可促进吸收。

（3）必酌情配制善于通经走络,透骨开窍,拔毒祛邪之药物,如常用的有葱、姜、蒜、花椒、白芥子、山甲、冰片、麝香、酒、醋,等等。因此类药物穿透力和消散作用较强,可借上述药物穿透消散之功用,使药性按其所治而透达表里上下。

（4）脐部给药应用闭式敷料较合适。因为,凡溶于水和脂肪的药物成分,皆易穿透皮肤而吸收,皮肤的水合作用也能促进其吸收。另外,脐中填满药物,外加胶布或膏药固定,自然形成闭式,可使正常汗腺分泌的湿气不至于消失而湿润药物,促进吸收。

（5）脐部给药,热药比凉药效果好,攻药较补药见效快。临床常用艾灸、热敷、热熨、按摩等手段提高脐部温度以增加疗效。

（十三）脐疗的禁忌和注意事项

脐部皮肤有溃烂、损伤、炎症者以及孕妇禁用脐疗。

脐疗的主要注意事项如下：

（1）询问病情，防止毒性反应。本法施药治疗以前，宜详细了解患者全身情况，并询问药物过敏史、孕育及胎产史。避免药物过敏反应，或引起堕胎、流产等医疗事故。

（2）注意体位，仰卧取穴。脐疗一般采取仰卧体位，充分暴露脐部，取药物填纳并附贴于脐孔内，外以纱布覆盖或胶布贴紧。如用侧位，则易使药物流失或污染皮肤。

（3）严格消毒，预防感染。治疗之前，先用 75% 酒精棉球对脐及脐周围皮肤进行常规消毒，以免发生感染。

（4）认真覆盖，束紧固定。填纳或敷贴药物入脐后，易用消毒纱布、蜡纸或宽布带盖脐，外以胶布固封，个别患者对胶布过敏，也可用绷带或宽布条束紧固定，以免药物流失。

（5）注意保暖，预防受凉。脐疗一般在室内进行，但在严寒季节，室内宜保持一定的温度，医者应快速操作，以免患者受凉感冒。这一点对体弱患者及老人、小儿尤为重要。

（6）小儿施药，妥善护理。小儿患者，皮肤娇嫩，脐疗尤应小心谨慎，不宜使用剧性药物，贴药时间不宜过久，并做好护理，嘱其不能抓挠或擦拭，以防止敷药脱落。

（7）间断用药，疗程宜短。脐疗时常用一些有刺激性或辛热性药物，贴药后可有局部发痒、灼热，甚至发生水泡的现象，为尽可能避免上述情况发生，通常用药剂量不宜过大。治疗轻症，病愈则去药，慢性病或预防保健宜间断用药，更不能连续长期使用刺激性强的药物。所以，在治疗过程中，提倡间断用药，每个疗程之间可休息 3~5 天。如发生皮肤水泡者，用消毒针挑破，外搽紫药水。

脐疗治疗常见病偏方

（一）脐疗治疗传染病偏方

1．痢疾

痢疾是夏秋季节常见的肠道传染病，多由饮食不洁或感受暑湿疫毒所致。热重湿轻为湿热痢，表现为下痢赤白，杂有脓血，里急后重，肛门灼热，心烦口渴，苔黄腻，脉滑数；湿重热轻为寒湿痢，表现为下痢黏腻白冻，腹痛里急后重，口中淡腻不渴，苔白腻，脉濡缓；呕吐不食为噤口痢，表现为下痢赤白黏稠，不思饮食，实则呕恶，苔黄腻，脉濡数；时发时止为休息痢，表现为久痢不愈，反复发作，发则下痢脓血，休则大便时干时稀等。

● 偏方1　泻痢膏

　　[处方] 赤石脂120克，诃子120克，米壳100克，干姜200克，龙骨60克，乳香15克，没药15克，麝香3克。

　　[用法] 各研为细末。用麻油1120克熬前4味药，剩1000克，再入黄丹500克，熬成黑色且滴水成珠时，将后4味药入内搅匀，退火出火毒，摊成膏备用。用此膏贴脐上。

　　[主治] 细菌性痢疾。

　　[出处]《万病回春》

● 偏方2　苦参马齿苋饼

　　[处方] 干苦参90克，干马齿苋90克。

　　[用法] 把上2味药放入砂锅中烘脆，共碾成细末，收入瓶中封存备用。临用时，取药末15克，以温开水调和拌匀做

15

成小药饼,敷贴于患者脐孔上,外用橡皮膏贴紧。每日换药1次。

[主治] 泻痢。

[出处] 《中医验方》

● 偏方3 五爪藤散

[处方] 五爪藤茎、叶(经霜者)各适量。

[用法] 上药烧灰,用香油调,纳脐中。

[主治] 痢疾。

[出处] 《医宗金鉴》

● 偏方4 苦参敷剂

[处方] 苦参8克。

[用法] 烘干,研为细末,用温开水调成糊状或制成饼。敷脐上,盖以铝纸或纱布,用胶布固定,每日换药1次。

[主治] 湿热痢,细菌性痢疾。

[出处] 《新医药通讯》

● 偏方5 小儿噤痢膏

[处方] 巴豆3粒,黄蜡9克,麝香1克。

[用法] 将前2味药共捣成膏。先将麝香放脐内,再将捣成的膏敷脐上,用绢帛缚住(或用胶布固定),等脐部有痒痛感时取下。

[主治] 小儿噤口痢。

[出处] 《增广验方新编》

● 偏方6 平胃桂姜熨

[处方] 平胃散120克,肉桂15克,生姜90克。

[用法] 上药装入药袋,置于神阙及脐周,上覆以毛巾,用熨斗热熨。每日2次,每次30~45分钟。

[主治] 痢疾。

[出处] 《中华自然疗法》

● 偏方7 大黄丸

[处方] 大黄。

[用法] 上药研细末,水泛为丸。纳脐孔中。

[主治] 热痢。

[出处]《理瀹骈文》

● **偏方 8　香连散**

[处方] 木香、黄连各 6 克,吴茱萸 3 克。

[用法] 上药 3 味,共研细末,水调敷脐部。

[主治] 赤白痢疾。

[出处]《理瀹骈文》

● **偏方 9　椒香金仙膏**

[处方] 花椒 3 克,麝香少许,金仙膏适量。

[用法] 取前 2 味药研末,掺金仙膏贴脐部。

[主治] 痢疾已过 3 日之后者。

[出处]《理瀹骈文》

● **偏方 10　石榴子膏**

[处方] 石榴子适量。

[用法] 捣烂,滤出汁熬膏。敷神阙穴。

[主治] 寒湿痢。

[出处]《中医外治法集要》

● **偏方 11　大蒜饼**

[处方] 大蒜。

[用法] 大蒜捣烂为饼,贴脐中及两足心。

[主治] 泻痢,噤口痢。

[出处]《备急千金要方》

● **偏方 12　大蒜丹**

[处方] 大蒜,黄丹。

[用法] 上药 2 味,同捣烂,封脐部,并贴足心。

[主治] 痢疾。

[出处]《本草纲目》

●**偏方 13　噤口痢糊**

[处方] 蒜头 7 份,葱头 7 份,文蛤 15 克,黄丹 9 克,姜 6 片,麝香 0.75 克。

[用法] 上药共捣烂成糊状,贴脐。

[主治] 噤口痢。

[出处]《妇人科杂证医方》

●**偏方 14　滑连车散**

[处方] 黄连 10 克,滑石 50 克,车前子 50 克。

[用法] 上药混合碾成粉末,过筛,取 1～2 克填脐中,胶布固定。1 日换药 1 次,重者 2 次。

[主治] 急性菌痢。

[出处]《四川中医》

●**偏方 15　葱油铅粉膏**

[处方] 大葱(连须根)750 克,麻油 250 毫升,铅粉。

[用法] 先把大葱洗净泥土,晾开,再切成小段,另把麻油倒入锅里,加热十余沸,把切碎的小段大葱入油内炸枯,去渣过滤,再将葱油熬至滴水成珠,徐徐投入铅粉收膏,再将熬成的膏药投入清水浸 24 小时 ,以去火毒。将膏药少许,摊贴神阙穴,1～2 日换 1 次,2～3 日即愈。孕妇忌贴。

[主治] 湿热痢。

[出处]《中医外治法集要》

●**偏方 16　香连丸**

[处方] 木香,黄连,醋。

[用法] 香连丸用少许醋调匀,外敷脐上,用纱布掩盖。

[主治] 湿热泻痢。

[出处]《敷脐疗法》

●**偏方 17　泻痢通治膏**

[处方] 木鳖仁 30 克,穿山甲 15 克。

[用法] 上药用麻油、黄丹收膏备用。用时放火上烘热,摊纸上
贴脐。

[主治] 泻痢。

[出处]《理瀹骈文》

● **偏方 18　痢疾塞肚方**

[处方] 绿豆 7 粒,胡椒 7 粒,麝香 0.03 克,胶枣 1 枚。

[用法] 上药共捣烂,制成丸,放瓶内。用时取 1 丸贴脐上。

[主治] 痢疾。

[出处]《串雅外编》

● **偏方 19　吴萸大蒜糊**

[处方] 吴茱萸 6 克,大蒜 30 克。

[用法] 上药共捣烂,加温水调成糊状,敷脐部。敷药前,先在
脐部涂一层凡士林,以防起泡。

[主治] 痢疾腹痛。

[出处]《内病外治》

● **偏方 20　芥姜膏**

[处方] 白芥子 10 克,生姜 1 块。

[用法] 上药共捣成膏,封脐部。

[主治] 痢疾。

[出处]《本草纲目》

● **偏方 21　肉桂散**

[处方] 肉桂。

[用法] 上药研末,填脐。

[主治] 治寒痢。

[出处]《理瀹骈文》

● **偏方 22　姜麻丹**

[处方] 生姜(切片)300 克,麻油 300 克,黄丹 150 克。

[用法] 将生姜浸入麻油半天,移入锅中,用文武火煎熬,至枯
黄色,过滤去渣,再熬油至滴水成珠时离火,徐徐加入

黄丹,搅拌至白烟冒尽收膏。倒入冷水中浸泡 3～5 天
去火毒,每天换水 1 次,然后取出膏药肉置阴凉处贮
存。用时将膏药肉置水浴上溶化,摊涂于厚纸或布上,
每贴重 20～30 克,贴于脐处。每 3 日更换 1 次。

[主治] 虚寒性痢疾。

[出处]《串雅内编》

● 偏方23 矾椒砂桂膏

[处方] 枯矾、胡椒、砂仁、肉桂各 15 克,黄酒适量。

[用法] 将前 4 味药混合共研成细末,贮瓶密封备用。用时取药
末 12 克,以黄酒调和成膏状,敷于脐上,盖上纱布,胶布
固定。每日换药 1 次。

[主治] 虚寒性痢疾。

[出处] (中医验方)

● 偏方24 吴萸胡椒饼

[处方] 白胡椒 6 克,吴茱萸 6 克。

[用法] 上药共研末,和蒸米饭同捣匀制成两个圆饼,可以交换
敷在脐部。4 小时后腹中可出现肠鸣声,7 小时后即思
饮食。

[主治] 寒湿痢。

[出处]《脐疗》

● 偏方25 二豆膏

[处方] 巴豆 1 粒,绿豆 3 粒,胡椒 3 粒。

[用法] 上药用布包捣烂,加红枣肉 2 枚捣如泥状,贴在脐部,痢
即可止,痢止去药。

[主治] 寒食痢,小儿痢。

[出处]《脐疗》

● 偏方26 硫磺蓖麻膏

[处方] 硫磺 15 克,蓖麻仁 7 个。

[用法] 上药合捣研如膏,填脐中,外用布覆盖,以衣相隔,热物

熨之。

[主治] 虚寒下痢,久治不愈。

[出处]《本草纲目》

● **偏方27 椒鱼膏**

[处方] 胡椒粉 1.5 克,鲫鱼 500 克。

[用法] 上药 2 味,捣烂敷脐。

[主治] 虚体虚痢。

[出处]《理瀹骈文》

● **偏方28 艾床木鳖散**

[处方] 艾叶 30 克,蛇床子 30 克,木鳖子 2 个。

[用法] 上药共研末备用。将药末混匀后布包裹,安于脐中,以
纸圈固定,熨斗熨之。

[主治] 寒湿泻痢。

[出处]《脐疗》

● **偏方29 三黄粉**

[处方] 黄连、黄芩、黄柏各等量。

[用法] 用大蒜液调成糊状(每次用 5 克),涂脐上,蜡纸覆盖,
纱布固定。每日 1~2 次,3 日为 1 疗程。

[主治] 小儿湿热泻痢。

[出处]《上海中医药》

● **偏方30 白头翁散**

[处方] 白头翁 15 克,黄连 10 克,白胡椒 6 克。

[用法] 上药共研细末备用。每次取药粉 2 克,水调为糊,填脐
中,外用纱布固定。每日换药 1 次。

[主治] 小儿泻痢。

[出处]《脐疗》

● **偏方31 黄瓜藤敷脐法**

[处方] 黄瓜藤 2 根,烧存性。

[用法] 上药拌香油调饼,贴脐眼部。

[主治] 痢疾。

[出处]《民间验方》

●**偏方32 参连膏**

[处方] 黄连 3 克，人参 0.9 克，田螺适量，麝香 0.3 克。

[用法] 先以田螺捣烂入麝香纳脐中引热下行，然后将黄连、人
　　　　参煎服。

[主治] 噤口痢。

[出处]《经验广集良方》

●**偏方33 荠菜籽面糊**

[处方] 荠菜籽末、面粉各等份。

[用法] 上药加温水调匀成糊状，贴小腹与脐上。如觉热难忍，
　　　　即取下。

[主治] 噤口痢。

[出处]《中医验方》

●**偏方34 田螺糊**

[处方] 田螺适量。

[用法] 取上药捣糊状，涂脐中。

[主治] 噤口、红白痢。

[出处]《经验良方》

●**偏方35 连附良姜散**

[处方] 黄连 3 克，香附 15 克，良姜 15 克。

[用法] 以上诸药共合研细末，填脐内，外盖纱布敷料，并以胶
　　　　布固定。每日换药 1 次。

[主治] 泻痢腹痛。

[出处]《民间验方》

●**偏方36 附子饼灸**

[处方] 附子、艾绒各适量。

[用法] 附子研粉，以酒调和做饼，6～10 毫米厚，放于脐部，把
　　　　艾绒搓捏成锥状体如半个枣大，置于药饼中央点燃，待

其燃尽后复换,灸 7 壮。1 日 1 次,5 次为 1 疗程。

[主治] 虚寒痢。

[出处]《针灸学报》

● **偏方 37　葱豉姜螺饼**

[处方] 葱白 10 克,豆豉 10 克,生姜 1 块,田螺数只。

[用法] 上药 4 味捣成饼,贴脐部。

[主治] 噤口痢。

[出处]《理瀹骈文》

● **偏方 38　螺辛葱皂饼**

[处方] 田螺、细辛、肥皂各 10 克,葱 3 根,酒 250 克。

[用法] 上药 5 味,同捣成饼,贴脐部,俟干揭去。

[主治] 噤口痢。

[出处]《理瀹骈文》

● **偏方 39　螺香饼**

[处方] 大田螺 2 只,麝香 1 克。

[用法] 将田螺捣烂,加入麝香,做饼,烘热贴脐间。

[主治] 噤口痢。

[出处]《丹溪心法》

● **偏方 40　蜗牛饼**

[处方] 蜗牛 10 只。

[用法] 上药捣烂为饼,贴脐部。

[主治] 噤口痢。

[出处]《理瀹骈文》

● **偏方 41　乌梅蜗牛敷法**

[处方] 乌梅、蜗牛各若干。

[用法] 上 2 味药同捣烂,敷于脐部。

[主治] 噤口痢。

[出处]《理瀹骈文》

● **偏方 42　乌梅附子敷法**

[处方] 乌梅、附子各 1 枚。

[用法] 上药 2 味,共同捣烂,调敷脐部。

[主治] 噤口寒痢。

[出处] 《理瀹骈文》

● **偏方 43　木鳖饼**

[处方] 木鳖仁 6 个,面粉若干。

[用法] 上药研如泥,分作两份,用面烧饼 1 个,切作两半,只用半饼做一窍,纳药在内,乘热覆在病人脐上,隔 1 小时再换半个热饼。

[主治] 噤口痢。

[出处] 《本草纲目》

● **偏方 44　萸附散**

[处方] 吴茱萸 3 克,附子 6 克。

[用法] 上药 2 味,共研为散,醋调,敷脐及足心。

[主治] 噤口寒痢。

[出处] 《理瀹骈文》

● **偏方 45　灸脐法**

[处方] 艾绒适量。

[用法] 制成艾炷,灸脐中稍稍二三百壮,治一切痢。

[主治] 痢疾。

[出处] 《千金方》

2．暑温(流行性乙型脑炎)

　　暑温,是夏季感受暑热邪毒所致,可见于西医的流行性乙型脑炎、暑令感冒或流行性感冒等疾病。临床表现为初期即见发热、烦渴、头痛、身痛,甚则迅速出现喷射样呕吐,昏迷抽搐,或大咯血等。其特点是发病急,热势盛,变化快,易耗气伤津,热毒内陷,出现逆转变化。脐疗多选用一些具有寒凉解毒作用的小动物捣烂,加雄黄少许趁热敷于患者脐部,有退热解毒,醒神止痉的作用。

● 偏方 1

[处方] 朱砂 3 克,雄黄 24 克,癞蛤蟆 1 只。

[用法] 将癞蛤蟆剖腹去内脏,放入朱砂、雄黄,加酒适量,即刻将剖面敷于患者脐部,包扎固定 2 小时,每日 1~2 次。

[主治] 暑温痰厥,昏迷患者。

[出处]《中医脐疗法》

● 偏方 2

[处方] 螺蛳肉 120 克,食盐少许。

[用法] 共捣如泥,敷于脐部,以绷带固定。

[主治] 暑温。

[出处]《中医脐疗法》

● 偏方 3

[处方] 中等大活蚯蚓 10 余条,白矾末少许。

[用法] 把蚯蚓卷曲成团状,直接敷肚脐上,外面覆盖塑料薄膜,绷带围腰包扎,2 小时左右取下。若体温不降,可重复敷贴。

[主治] 乙脑高热。

[出处]《内病外治精要》

3. 疟疾

疟疾俗称"打摆子",多发于夏秋季节,是由于疟邪、瘴毒或风寒暑湿之气侵袭人体,伏于少阳,出入营卫,正邪相争,表现出毛孔粟起,寒战,肢体酸楚,寒罢则一身壮热,体若燔炭,头痛,烦渴,而后汗出,热退身凉,如此寒热往来,反复发作,间日一发,或一日一发或三日一发为临床特征的疾病。在临床上,温疟、寒疟、间日疟等均可用脐疗法治疗。

● 偏方 1　截疟膏

[处方] 草果、山奈、胡椒、百草霜 4 味等份。

[用法] 共研细末,贮瓶备用。于疟疾发前4~6小时,取清凉膏
(药店有售)2枚,入上述药末少许(如黄豆大),外贴神
阙、大椎穴各1枚。

[主治] 截止疟疾发作。

[出处]《中医杂志》

● **偏方2 常山散**

[处方] 常山适量。

[用法] 将常山研为细末,在疟疾发作前2小时,在锅内炒热,填
入脐孔内,外用胶布封贴。发作后10小时揭去敷药。

[主治] 疟疾。

[出处](民间验方)

● **偏方3 巴豆仁散**

[处方] 巴豆仁适量。

[用法] 研细末,敷贴肚脐上。

[主治] 疟疾。

[出处]《常见病验方研究参考资料》

● **偏方4 端午丸**

[处方] 桃仁7个(向天者),独头蒜7个,胡椒49粒。

[用法] 端午节午时,共捣烂为丸,雄黄为衣,扎肚脐内。

[主治] 疟疾。

[出处]《增广验方新编》

● **偏方5 青蒿草果糊**

[处方] 青蒿15克,草果3克。

[用法] 上药洗净,捣烂,于疟疾发作前2小时敷脐上。每日1
次,连敷数日。

[主治] 疟疾。

[出处]《常见病民间传统外治法》

● **偏方6 椒砂丸**

[处方] 白胡椒15克,辰砂3克。

[用法] 上药共研细末,面糊为丸,如黄豆大,于疟疾发作前2小时将1丸置膏药上,灼热贴脐中。

[主治] 疟疾。

[出处]《中药外治法》

●偏方7 威灵葱丸

[处方] 威灵仙6克,大葱适量。

[用法] 威灵仙烘干,研为细末,过筛,再和大葱为丸,纱布包裹,敷脐,外用胶布固定。

[主治] 疟疾。

[出处]《中医外治法集要》

●偏方8 僵蚕散

[处方] 僵蚕适量。

[用法] 研为细末,过筛,用开水调成膏,用纱布包上敷神阙穴,外用胶布固定。

[主治] 疟疾。

[出处]《中医外治法集要》

●偏方9 雄黄散

[处方] 雄黄3克,威灵仙3克,胡椒6克。

[用法] 将以上3味药研成细粉。用时取药粉0.3克,加水调匀,于发作前2小时敷于脐部,用布包扎固定。

[主治] 疟疾。

[出处] (中医验方)

●偏方10 半夏椒桃泥

[处方] 生半夏3克,红辣椒3克,桃叶3克。

[用法] 生半夏研细末,同后2味药共捣如泥,放脐眼上,用小膏药贴盖。

[主治] 疟疾。

[出处]《穴敷疗法聚方镜》

●偏方11 巴豆肉桂散

［处方］巴豆1粒,肉桂1克。

［用法］捣研为细末,贴肚脐及第三胸椎(身柱穴)上。

［主治］疟疾。

［出处］《常见病验方研究参考资料》

●**偏方 12　小儿止疟散**

［处方］川芎、白芷、桂枝、苍术各等份。

［用法］上药混合烘干,共研细末,瓶贮,取1克放膏药上,疟发前贴肚脐。

［主治］小儿疟疾。

［出处］《常见病验方选》

●**偏方 13　椒末贴法**

［处方］白胡椒粉末1匙。

［用法］将椒末掺桂附膏,贴背上第三骨节,并贴脐上。

［主治］久疟。

［出处］《理瀹骈文》

●**偏方 14　丁香散**

［处方］丁香3~5个。

［用法］研成细末,发病前将药末填入肚脐中,用膏药盖上。也可用生姜汁调敷。

［主治］疟疾。

［出处］《常见病验方研究参考资料》

●**偏方 15　雄椒丸**

［处方］胡椒、雄黄各等份。

［用法］上药共研末,用面糊调和,做丸如桐子大,朱砂为衣。将1丸放脐中,外用膏药贴之即止。

［主治］疟疾寒甚热微。

［出处］《串雅外编》

●**偏方 16　二椒散**

［处方］白胡椒10克,花椒10克,硫磺10克,生半夏10克。

28

［用法］上药共研末,于发病前 4 小时,用药粉如黄豆大,放在脐内,用胶布覆盖,待疟疾过后第二天去药。

［主治］寒疟。

［出处］《河南省秘验单方集锦》

● **偏方 17　青蒿糊**

［处方］鲜青蒿 50 克。

［用法］将青蒿捣烂,敷脐部,外用胶布固定,每日换药 1 次。

［主治］温疟。

［出处］(民间验方)

● **偏方 18　苍耳叶敷剂**

［处方］苍耳嫩叶少许。

［用法］捣烂搓成圆形,贴脐上,1 天后取下。

［主治］小儿疟疾。

［出处］《常见病验方研究参考资料》

● **偏方 19　生半夏散**

［处方］生半夏 10 克。

［用法］上药研末,填脐中,外用胶布贴之固定,每日 1 换,一般 2～3 次即愈。

［主治］疟疾,寒热往来。

［出处］《常见病验方研究参考资料》

● **偏方 20　二甘散**

［处方］甘遂、甘草各等量。

［用法］上药共研末,填满脐者,覆以纱布,胶布固定。

［主治］疟疾。

［出处］《民间敷灸》

● **偏方 21　椒叶食盐散**

［处方］辣椒叶 30 克,食盐适量。

［用法］共捣烂,敷脐。

［主治］疟疾。

[出处]《中医外治法集要》

● **偏方 22　雄黄姜蒜散**

[处方] 雄黄 3 克,大蒜 2 枚,生姜 15 克。

[用法] 将雄黄研细末,与大蒜、生姜共捣烂,敷脐或大椎穴。

[主治] 疟疾。

[出处]《穴敷疗法聚方镜》

● **偏方 23　大黄生姜饼**

[处方] 大黄 3 克,生姜 3 克。

[用法] 将大黄研成细末,与生姜共捣如泥,再做成饼如铜钱大小,在疟发前 1～2 小时贴于脐部,以胶布固定,待疟疾过后去药。

[主治] 疟疾。

[出处]《常见病验方研究参考资料》

● **偏方 24　桃叶膏**

[处方] 桃树叶适量。

[用法] 桃树叶煮水留待冷却,用纱布包裹挤出汁,再将挤出之汁熬成膏,摊在布上,发疟前 2 小时贴脐。

[主治] 预防疟疾。

[出处]《安徽单验方选集》

● **偏方 25　阿魏散**

[处方] 阿魏少许,普通膏药一张。

[用法] 阿魏研细末,置膏药上,在发作前 2～4 小时贴肚脐上,发作后去掉。

[主治] 疟疾。

[出处]《常见病验方研究参考资料》

● **偏方 26　椒糖饼**

[处方] 白胡椒末 1 克,砂糖少许。

[用法] 用饭做成小饼,贴脐中。

[主治] 疟疾。

[出处]《常见病验方研究参考资料》

4. 麻疹

麻疹是由麻疹病毒经呼吸道传播的疾病,传染性极强,本病多见于冬末春初,有麻疹病源接触史,开始发病时,其症状类似感冒,常见发热、咳嗽、流鼻涕、打喷嚏、两眼发红并流泪等症状,发热 2~3 天后,患儿口腔内两颊出现小白点,周围有红晕。3~5 天后,皮疹首先从耳后出现,逐渐由脖子发展到颜面,再蔓延到胸背及四肢。疹子出的越透,病毒发泄的越干净,整个病程 10~14 天。出疹之后,需对患儿加强护理,防止并发症。

● **偏方 1 大葱贴敷法**

[处方] 大葱若干。

[用法] 将大葱捣烂,纱布包裹,敷神阙穴,并擦五心(即手心劳宫穴,足心涌泉穴,肘窝尺泽穴,腘窝委中穴,前心从天突擦至剑突,后心从大椎擦至腰部),2 小时擦 1 次。

[主治] 麻疹透发不畅。

[出处]《中医外治法集要》

● **偏方 2 香菜膏**

[处方] 鲜香菜、鲜紫苏叶、鲜葱白各等量。

[用法] 上药混合捣烂,加入面粉少许,再捣至极融,调匀如膏状,备用。用时取膏药敷贴于肚脐和两足心,用纱布固定。每日换药 1 次,一般敷药 2~3 次,疹子出透,热退。

[主治] 麻疹初起,隐现出不透。

[出处](民间验方)

● **偏方 3 葱椒糖**

[处方] 葱白(带须根)适量,胡椒 7 粒,红糖 10 克。

[用法] 胡椒研细末,葱白切碎,3 味捣烂,敷肚脐约 3 小时。

[主治] 麻疹。

[出处]《内病外治精要》

● **偏方4 透疹熨脐法**

[处方] 鲜浮萍(红色者)、鲜芫荽、鲜紫草各30克,黄酒适量。

[用法] 除黄酒外,诸药混合捣烂,然后加黄酒适量炒热,以厚布包裹,制成熨袋,备用。嘱患儿卧于床上,取炒热之药袋置于患儿脐窝上,反复熨之。并用熨药袋再熨脊椎骨两旁,从上而下反复熨20分钟。连熨1~2次即可使疹子透发。

[主治] 麻疹出不透。

[出处] (中医验方)

● **偏方5 生萝卜敷法**

[处方] 生萝卜适量。

[用法] 生萝卜捣烂,敷足心。热极者,用燕窝泥捣烂,鸡蛋清调敷脐部,热退去之。

[主治] 小儿麻疹。

[出处]《中药外治疗法》

● **偏方6 商葱糊**

[处方] 商陆根、葱白各适量。

[用法] 上药共捣烂,成糊,敷脐上。

[主治] 疹发时腹痛。

● **偏方7 柑叶膏**

[处方] 柑叶30克。

[用法] 将柑叶炒焦,研细末,用米酒调成膏敷脐。

[主治] 疹后气喘。

[出处]《中医验方选集第一集》

● **偏方8 麻疹糊涂脐法**

[处方] 黑丑、白丑各50克,白矾15克,面粉、米醋各适量。

[用法] 将黑、白丑和白矾分别研碎为细末,加入面粉调拌均匀,再掺入米醋适量,调和如糊状,敷于肚脐和两足心

处,用纱布盖上。胶布固定,每天换药 1 次,连敷 2 ~ 3
天则疹出透彻。

[主治] 小儿麻疹,疹发不透,患儿发热气喘。

[出处]《中医药物贴脐疗法》

● **偏方9　莜面粑**

[处方] 莜面 1 握,莜子 1 握,高粱 2 握。

[用法] 莜面水调,煎粑,贴肚脐上,或用后 2 味在锅内炒黑,
煎服。

[主治] 疹出 1 天即没,疹色乌黑。

[出处]《宜宾市中医采风录》

● **偏方10　阿魏散**

[处方] 阿魏 0.2 ~ 0.4 克。

[用法] 将阿魏研细,贴肚脐。

[主治] 预防麻疹。

[出处]《内病外治精要》

5. 流行性腮腺炎

流行性腮腺炎是一种因流行性腮腺炎病毒引起的急性传染
性疾病。流行于冬春季节,多发于儿童。

中医称本病为"痄腮"、"蛤蟆瘟"。主要由于风温毒邪侵袭
三焦和胆经,热壅血盛,阻滞气血于腮部。临床表现轻者仅觉耳
下腮部酸痛肿胀,如无其他征象,数日内可自行消退;较重者,可
有恶寒发热,头痛呕吐,并渐见腮部红肿焮热,咀嚼困难;严重者,
高热烦渴,睾丸肿大,甚者神昏惊厥,苔黄腻,脉滑数。

● **偏方1**

[处方] 苍术、良姜、枯矾各等量。

[用法] 上药研为细末,取药末 3 克与葱白 1 根共捣成膏,贴敷
脐部,纱布覆盖,胶布固定。并煎绿豆汤频饮取汗。

[主治] 大头瘟,流行性腮腺炎。

［出处］《验方新编》

●偏方2

［处方］白芥子5克。

［用法］将白芥子压粉,用温水调,填敷脐部,隔布两层,以壶盛
热水熨,至汗出可愈。

［主治］瘟病初起,症见头痛。

［出处］《外治寿世方》

6. 水痘

水痘是小儿常见发疹性传染病之一,由水痘病毒经呼吸道感
染。本病好发于夏、秋季节,其病以发热,身上起向心性疱疹为主
要特点,伴有发热、咳嗽、流涕或烦躁、咽痛等症状。祖国医学认
为,本病致病的原因多由湿热内蕴,外感风热,暑湿秽浊之疫气,
透发于皮肤、肌表。发疹时,宜对患儿严加护理,嘱其不用手搔
抓,以防止并发他症。

●偏方1　清金膏贴脐法

［处方］生绿豆10～15粒,鸡蛋清1个。

［用法］把生绿豆研为细末,掺入鸡蛋清调拌成膏状,备用。用
时取药膏摊布上,贴于患儿肚脐,外盖以纱布,胶布固
定。每日换药1次,病愈停药。

［主治］水痘出后,喉闭失音,不思饮食,吐蛔,或下泻恶血。

［出处］《中医药物贴脐疗法》

●偏方2　葱头敷脐法

［处方］葱头5个。

［用法］将葱头捣碎,敷肚脐上。

［主治］小儿痘疹。

［出处］《中药外治疗法》

●偏方3　桑栀散

［处方］柏树桑寄生鲜叶30克,黑山栀15克。

［用法］将柏树桑寄生鲜叶与黑山栀共捣至极烂,拌匀成膏状,敷于患者脐孔上,外用纱布覆盖,胶布固定。每天换药1次,3～5天为一个疗程。如无柏树桑寄生,单用黑山栀也可以。

［主治］痘时衄血吐血。

［出处］《中医药物贴脐疗法》

● 偏方4 商陆葱敷法

［处方］商陆、葱白各适量。

［用法］上药2味,洗净同捣烂,敷于脐部。

［主治］小儿痘毒。

［出处］《本草纲目》

● 偏方5 水痘糊

［处方］生萝卜1个,铅粉3克,燕子窝泥15克,鸡蛋清1个。

［用法］前3味药混合捣烂如泥,再把鸡蛋清加入拌匀调成糊,取适量涂于脐窝上,纱布盖之,胶布固定。每日换药1次,连续3～4天为1疗程。

［主治］小儿痘疹,高热不退。

［出处］(中医验方)

● 偏方6 附子散

［处方］附子。

［用法］将附子研为散,敷脐。

［主治］痘症。

［出处］《理瀹骈文》

● 偏方7 独参散

［处方］人参。

［用法］将人参研细为散,纳脐部。

［主治］痘症。

［出处］《理瀹骈文》

● 偏方8 人参乳没丸

［处方］人参、乳香、没药各 3 克。

［用法］上药 3 味，共研为末，水泛为丸，纳脐，以艾叶炒热铺于丸上掩之。

［主治］肾经出痘，腰腹绞痛，吐泻冷汗，阴盛阳衰。

［出处］《理瀹骈文》

● **偏方 9　气血双补法**

［处方］人参、炙黄芪各 6 克，生姜 3 大片，糯米 1 团，川芎 3 克，官桂 1.5 克。

［用法］上药 6 味，同捣，贴于脐部。

［主治］气虚而血弱，浆不满者。

［出处］《理瀹骈文》

● **偏方 10　茶叶敷法**

［处方］茶叶 1 撮。

［用法］将茶叶放口中嚼烂，纸包敷脐上。以纱布或宽布束紧，每天换药 1 次，一般敷药 1 小时左右，小便可通畅。

［主治］痘症见小便不通。

［出处］《中医药物贴脐疗法》

● **偏方 11　燕窝鸡子清**

［处方］燕窝泥、鸡子清等份。

［用法］将燕窝捣碎，与鸡子清调和敷于脐部，热退即去之，不可过分。

［主治］痘疹热盛。

［出处］《敷脐疗法》

● **偏方 12　黄柏苦参膏**

［处方］黄柏、苦参各等份。

［用法］上药 2 味，共研为散，清油熬膏，贴于脐部。

［主治］痘后余邪未清。

［出处］《理瀹骈文》

● **偏方 13　桃葱灯**

[处方] 桃皮 10 克,葱籽 10 克,灯心 1 把。

[用法] 上 3 味捣烂,敷囟门及肚脐、手足心,并于手足心、合谷
处,灯火烧一下,以散风寒。

[主治] 痘疹。

[出处]《理瀹骈文》

● **偏方 14 艾椒膏**

[处方] 艾叶 1 碗,胡椒 30 颗。

[用法] 上药 2 味,同捣烂,调水取之熬膏,敷于脐部。

[主治] 痘疹透,受风寒。

[出处]《理瀹骈文》

● **偏方 15 雄油桐**

[处方] 桐叶、清油、雄黄各适量。

[用法] 桐叶泡软,用清油、雄黄涂叶上,贴脐部。

[主治] 痘后肚腹肿胀。

[出处]《理瀹骈文》

● **偏方 16 樟葱姜艾法**

[处方] 樟树皮、葱、姜、艾叶各适量。

[用法] 上药 4 味,同捣烂,炒热敷脐腹部。

[主治] 痘症,小便不通。

[出处] (民间验方)

7．黄疸

黄疸以目黄、肤黄、尿黄为主要症状,尤以目睛黄为重要特征。其因胆液不循常道为发病机制。临床上有阳黄和阴黄之分。阳黄多属外感,病程较短,表现为色黄鲜明,发热口渴,尿黄便秘,胸闷腹胀,苔黄腻,脉滑数;阴黄多属内伤,病程较长,表现为色黄晦暗,神疲乏力,纳呆便溏,畏寒不渴,脘痞腹胀,舌淡苔腻,脉沉迟无力。

● **偏方 1 瓜蒂散**

［处方］瓜蒂散。

［用法］先用瓜蒂散搐鼻，再用湿面为饼，穿孔放脐上，以黄蜡卷纸为筒长19厘米，插孔内以煸头点烧至根，剪断另换，取尽黄水为度。

［主治］黄疸，亦治水肿。

［出处］《理瀹骈文》

● **偏方2　田螺敷法**

［处方］田螺数只。

［用法］将田螺捣烂，敷于脐部。

［主治］湿热黄疸。

［出处］《理瀹骈文》

● **偏方3　栀子鸡蛋面**

［处方］栀子16克，鸡蛋1个，面粉6克。

［用法］栀子研末，调蛋清与面粉成饼，包脐眼。每日换药1次。

［主治］黄疸。

［出处］（民间验方）

● **偏方4　栀子散**

［处方］栀子15克。

［用法］将栀子研为细末，加面粉适量（约1/3），醋或水调膏。用纱布包裹，敷神阙穴。

［主治］黄疸。

［出处］《中药外治法集要》

● **偏方5　百部膏**

［处方］百部。

［用法］将百部烘干，研为细末，用酒调膏，用纱布裹之，敷神阙穴，再用少量糯米饭，纱布覆盖，胶布固定。

［主治］黄疸型肝炎。

［出处］《中药外治法集要》

● **偏方6　南星膏**

[处方] 南星。

[用法] 将南星烘干,研为细末,过筛,用醋调膏。纱布裹之,敷神阙穴,外用胶布固定。

[主治] 黄疸。

[出处]《中药外治法集要》

●偏方 7 百部糯饭酒

[处方] 百部、糯米饭、酒各适量。

[用法] 掘新鲜百部根洗净捣烂,敷脐上,以糯米饭 1 大碗拌水酒各半,揉软盖药上,包扎一两日,待口内作酒气,黄水从小便出,则黄肿自消。

[主治] 阳黄。

[出处]《理瀹骈文》

●偏方 8 鲫鱼砂仁糖

[处方] 青背鲫鱼 1 尾(全用),砂仁 30 克,白糖 1 撮。

[用法] 上 3 味捣烂,入蚌壳内,覆脐上,一夜即效。

[主治] 黄疸。

[出处]《理瀹骈文》

●偏方 9 鲫鱼胡椒香

[处方] 鲫鱼背肉 2 块,胡椒、麝香各少许。

[用法] 上 3 味同捣烂,放入蚌壳内,覆盖脐上。

[主治] 黄疸,小便不利。

[出处]《理瀹骈文》

●偏方 10 平胃散

[处方] 陈皮、厚朴各 5 克,苍术 8 克,炙甘草 3 克。

[用法] 烘干,研为细末,过筛,用醋调膏,纱布包裹,压成饼状。敷神阙穴及其周围,外用胶布固定。

[主治] 黄疸、泄泻、痢疾。

[出处]《中医外治法集要》

●偏方 11 矾石散

［处方］明矾 15 克,滑石 9 克,大麦芽 9 克。

［用法］上药共研末,温水调成稠膏,敷脐部,每日换药 1 次。

［主治］黄疸日久。

［出处］《理瀹骈文》

●偏方 12　茵陈丁香擦法

［处方］茵陈 30 克,丁香 10 克。

［用法］上药 2 味,同捣烂,擦脐部。

［主治］阴黄。

［出处］《理瀹骈文》

●偏方 13　茵陈姜附散

［处方］茵陈蒿、附子、干姜各等量,金仙膏。

［用法］将前 3 味研为散,掺金仙膏上,贴心口、脐上,或炒熨覆
　　　　脐部。

［主治］阴黄。

［出处］《理瀹骈文》

●偏方 14　姜芥散

［处方］干姜、白芥子各适量。

［用法］共研细末,敷脐,以口中有辣味时去之。

［主治］阴黄。

［出处］《理瀹骈文》

●偏方 15　隔蒜饼灸

［处方］大蒜、桂皮、面粉各适量。

［用法］大蒜捣汁,调桂皮末,面粉捏成饼状,置于神阙穴上,隔
　　　　饼艾炷灸 7 壮。

［主治］黄疸,小便不利。

［出处］《浙江中医》

●偏方 16　慢肝糊

［处方］桃仁 30 克,杏仁 30 克,栀子 15 克,桑椹 15 克。

［用法］上药烘干,共研细末,用醋调成糊状,纱布包裹,贴肚脐

中。每2日换药1次。

[主治] 慢性肝炎。

[出处]《常用新医疗法手册》

● **偏方17　茵陈瓜蒂豆矾糊**

[处方] 赤小豆、甜瓜蒂、丝瓜蒂各7粒,鲜茵陈绞汁适量,白矾少许。

[用法] 除茵陈汁外,余药共研为末,过筛后,与茵陈汁拌成糊,直接填满脐孔,纱布盖之,胶布固定。每日换药1~3次,勤贴频换,直至黄疸尽退。

[主治] 新生儿黄疸。

[出处] (中医验方)

● **偏方18　阿魏硼砂膏**

[处方] 阿魏、硼砂各等份。

[用法] 将阿魏、硼砂研为细末,酒调为稠膏,纱布包裹,敷神阙穴。

[主治] 用于肝脾肿大。

[出处]《中医外治法集要》

8. 肺结核

　　肺结核是一种慢性传染病,临床以咳嗽、潮热、盗汗、咯血、形体消瘦为特征,多见阴虚。初起咳嗽不已,神疲乏力,食欲不振,身体消瘦,时见痰中带血。继而干咳痰少,午后潮热,颧红,盗汗,甚至咯血,失眠心烦,男子遗精,女子闭经,舌红,脉细数,面浮肢肿,脉微细有重症。

● **偏方1　倍砂糊**

[处方] 五倍子2~3克,飞辰砂1~1.5克。

[用法] 上药均研成细末,加水适量调成糊状,将药涂在纱布上,敷于脐窝,用胶布固定,24小时换药1次。用塑料薄膜代替纱布可使药物保持湿润,疗效更佳。

[主治] 肺结核,盗汗。

[出处]《浙江中医学院学报》

● **偏方 2   五倍子粉**

[处方] 五倍子。

[用法] 将五倍子研粉,敷脐。一般 1~3 次可生效。

[主治] 肺结核,盗汗。

[出处]《中药大辞典》

● **偏方 3   刺五加灸脐法**

[处方] 刺五加适量。

[用法] 将刺五加研末填脐,上以艾灸之。

[主治] 早期肺结核。

[出处](民间验方)

● **偏方 4   大黄膏**

[处方] 生大黄 10 克,食醋适量。

[用法] 生大黄压成粉,以醋调膏涂脐,每日用药 1 次,连用
5 天。

[主治] 咯血。

[出处]《经验方》

● **偏方 5   茜草根糊**

[处方] 鲜茜草根 10 克。

[用法] 将鲜茜草根打烂成糊,涂脐,外用纱布覆盖,胶布固定,
每日换药 1 次,连用 5 天。

[主治] 咯血。

[出处]《家庭脐疗》

● **偏方 6   首乌白矾散**

[处方] 何首乌、白矾等量。

[用法] 上药共研细末,敷脐上,外覆纱布,胶布固定。每日换
药 1 次。

[主治] 盗汗。

9．霍乱

霍乱，是急性发作的肠道传染性病。该病起病骤急，以突然发作，腹痛，上吐下泻为主要症状。因其发病起于顷刻之间，挥霍缭乱，故名霍乱。

本病多发生于夏秋季节，主要由于感受暑湿，寒湿秽浊之气，以及饮食不洁所致。由于脾胃受伤，使人体阴阳清浊之气相干，气机逆乱，所以吐泻交作，或欲吐不得吐，欲泻不得泻。若感邪严重，则吐泻不止，津液过量丧失，即可出现形容憔悴，目眶下陷，筋脉挛急，手足厥冷等危重症候。

清代以前所论的霍乱，是指无流行传染病的急性吐泻疾病，清代开始论及的霍乱，既包括了前者，又含有现代医学的肠道烈性传染病的霍乱。中医的霍乱，包括现代医学的霍乱、副霍乱、急性胃肠炎、细菌性食物中毒等。有人将霍乱、副霍乱称为"真霍乱"，将急性胃肠炎、细菌性食物中毒等称为"类霍乱"。

中医分型：主要有热霍乱、寒霍乱、干霍乱。

霍乱患者上吐下泻，有时内服药物存在一定困难，经脐给药不失为一条有效的治疗途径。

● **偏方 1　蒜盐敷法**

［处方］蒜及盐适量。

［用法］蒜、盐捣敷脐，灸 7 壮。同时擦足心，并食蒜 1 瓣。

［主治］霍乱，急性胃肠炎。

［出处］《本草纲目》

● **偏方 2　行军散**

［处方］诸葛行军散。

［用法］诸葛行军散撒入脐孔以填平为度，上置薄姜片 1 片（可用大蒜数瓣，捣碎后摊在薄纸上做成姜片样代之），枣核大艾炷施灸 5 ~ 9 壮。

[主治] 暑疫吐泻。

[出处]《民间敷灸》

● **偏方3　附子理中熨**

[处方] 附子、党参、白术、炮姜、炙甘草、灶心土各适量,温胃膏
　　　　1贴。

[用法] 先将温胃膏贴于脐处(每2天更换1次),再将其余药
　　　　物共碾成粗末,在锅内炒热,用布包裹,熨于脐腹处,外
　　　　用绷带包扎固定。每日换药1次。

[主治] 寒霍乱之重症。

[出处]《敷脐妙法治百病》

● **偏方4　隔盐灸法**

[处方] 食盐、艾绒各适量。

[用法] 食盐研细末,艾绒制成艾炷,将盐放脐中,艾炷放盐上
　　　　灸2~7壮。

[主治] 霍乱。虚寒腹痛,呕吐泄泻。

[出处]《千金方》

● **偏方5　麝桂灸**

[处方] 丁香、肉桂各适量。麝香少许。

[用法] 将上药共研细末,填脐内并艾灸7壮,然后外以纱布覆
　　　　盖,胶布固定,每天换药1次。

[主治] 霍乱,神气已失。

[出处]《新针灸学手册》

● **偏方6　理气丸**

[处方] 郁金、乌药、细辛、木香、降香、沉香、砂仁各适量。

[用法] 上药共研细末,制成丸,纳脐。

[主治] 霍乱腹痛。

[出处]《理瀹骈文》

● **偏方7　玉枢丹**

[处方] 玉枢丹少许。

[用法] 用玉枢丹少许,醋调,涂在纱布上,外敷脐部。

[主治] 霍乱。

[出处] 《敷脐疗法》

● 偏方8　扶脾方

[处方] 丁香 7 粒,菖蒲根 15 克,炙甘草 30 克,生姜 3 大片,盐
　　　　1 撮。

[用法] 上药 5 味,炒熨脐部。

[主治] 真霍乱,急性胃肠炎。

[出处] 《中医外治法简编》

● 偏方9　白芷小麦糊

[处方] 白芷 60 克(研末),小麦粉 15 克。

[用法] 上药共合一起,以食醋调为糊,敷脐上,纱布包扎固定。

[主治] 脘腹冷痛,呕吐泄泻。

[出处] 《内病外治》

● 偏方10　皂酒糟

[处方] 皂角灰、酒糟各适量。

[用法] 上 2 味,同炒热,贴脐中,并刺中指出血。

[主治] 霍乱,胃肠病症。

[出处] 《理瀹骈文》

● 偏方11　艾叶熨脐法

[处方] 艾叶 30 ~ 60 克。

[用法] 把艾叶放锅里,加白酒 50 克拌匀炒热,用布包住,熨肚
　　　　脐部,冷则再炒热复熨之,熨 1 小时以上。

[主治] 寒凝气滞,脘腹冷痛,呕吐清水。

[出处] (民间验方)

● 偏方12　巴连饼

[处方] 姜汁 1 ~ 2 滴,巴豆 1.5 克,黄连 3 克。

[用法] 先将姜汁滴于脐内,再用巴豆、黄连研粉,以香油和饼
　　　　贴脐上,再灸 10 分钟。

[主治] 霍乱。

[出处]《理瀹骈文》

● **偏方 13　葱白熨脐法**

[处方] 葱白 180~250 克。

[用法] 将葱白切碎,炒热熨脐部。

[主治] 胃脘冷痛,恶心呕吐。

[出处] (民间验方)

● **偏方 14　芥末敷法**

[处方] 白芥子若干。

[用法] 白芥子捣细末,水和敷脐上。

[主治] 霍乱吐泻。

[出处]《圣济总录》

● **偏方 15　姜豉熨法**

[处方] 生姜 2 块,豆豉 1000 克。

[用法] 上药 2 味合捣,分为两份捻散开,熬令灼热,反复熨
脐中。

[主治] 霍乱,绞痛不止。

[出处]《肘后方》

● **偏方 16　朱蜡熏法**

[处方] 朱砂 6 克,黄蜡 9 克。

[用法] 上药 2 味,烧烟熏口鼻及脐孔,贴手足取汗。

[主治] 转筋已死,心下尚温者。

[出处]《理瀹骈文》

● **偏方 17　盐茱熨**

[处方] 食盐 12 克,吴茱萸 30 克。

[用法] 吴茱萸研细末,与食盐共炒热,将炒热之药末用布包
好,熨脐。每次 10 分钟,每日 3 次,3 日为 1 疗程。

[主治] 寒霍乱,暴起吐痢,泻物如米泔。

[出处]《中医外治法类编》

●偏方 18　胡椒膏

[处方] 胡椒 7 粒,暖脐膏 1 张。

[用法] 胡椒研粉,以水调成膏,纱布包裹纳脐中,外用暖脐膏
封贴,再加热熨,少顷腹中觉热而身有汗则效。

[主治] 寒霍乱。

[出处]《随息居重订霍乱论》

●偏方 19　治霍乱转筋方

[处方] 大蒜 3～5 瓣,食盐 1.5 克。

[用法] 将大蒜与食盐混合共捣烂如泥,取适量直接敷贴在患
者脐眼上,外以纱布覆盖,胶布固定,每隔 1 小时换药 1
次,敷至转筋停止,方可停药。

[主治] 霍乱转筋。

[出处]《中医药物贴脐疗法》

●偏方 20　雄黄倍矾散

[处方] 雄黄、五倍子各 30 克,苦矾 15 克,肉桂 3 克,麝香 1.5
克,葱头 1 个。

[用法] 将前 4 味药研为细末,加入麝香研匀,贮瓶密封备用。
用时取药末 6 克,同葱头共捣烂如泥状,敷于脐孔上,
盖以纱布,胶布固定。每日换药 1 次。

[主治] 寒霍乱。

[出处]《敷脐妙法治百病》

●偏方 21　消炎解痛膏

[处方] 消炎解痛膏 1 袋。

[用法] 将消炎解痛膏 1 贴贴于肚脐上,每日更换 1～2 次。

[主治] 急性肠胃炎。

[出处](民间验方)

●偏方 22　仙人掌根敷脐法

[处方] 仙人掌根适量。

[用法] 将仙人掌根捣烂,敷脐。

［主治］急性肠胃炎。

［出处］《辽宁中医》

●**偏方 23　椒芥姜饼**

［处方］白胡椒 2 克,白芥子 4 克,生姜 30 克。

［用法］将前 2 味药研为细末,加生姜捣如饼状。敷脐。

［主治］肠胃炎,腹痛。

［出处］《辽宁中医杂志》

●**偏方 24　连附姜方**

［处方］黄连、香附、良姜各适量。

［用法］共捣汁,填脐。

［主治］急性肠炎。

［出处］《上海中医药杂志》

●**偏方 25　萸香椒散**

［处方］吴茱萸 30 克,丁香 6 克,胡椒 30 粒。

［用法］上药共研细粉,每次取药粉 1.5 克,以凡士林调膏,敷脐,纱布覆盖,胶布固定。每日用药 1 次。

［主治］急性肠胃炎。

［出处］《新中医》

（二）脐疗治疗内科病偏方

1. 感冒

　　感冒俗称伤风,是因风邪侵袭人体而引起的外感疾病,以秋冬发病率为高。感冒包括西医的上呼吸道感染和流行性感冒,前者是鼻腔、咽喉、气管感染病毒或细菌所致,后者多由流感病毒所致。中医认为,感冒是由于在气候骤变,寒暖失常,机体虚弱或过度疲劳,腠理疏松之际,机体卫气不固,风邪病毒乘虚而入所致。临床以头痛、鼻塞、流涕、喷嚏、恶寒、发热、脉浮等为主要症状。

流感则上呼吸道症状较轻,而以恶寒、高热、全身关节酸痛为特点。临床应辨证治疗。

- **偏方1 葱姜豉盐熨**

    [处方] 小葱、生姜、淡豆豉、食盐各适量。

    [用法] 将小葱切碎,生姜捣烂,淡豆豉碾成细末,然后和盐混合均匀,在锅内炒热,用布包裹,趁热熨脐上,外用绷带包扎固定,药冷则更换新炒热药,再继续熨,以汗出为度。每日2～3次。

    [主治] 风寒感冒。

    [出处] (民间验方)

- **偏方2 复方杏苏散**

    [处方] 紫苏叶、杏仁、白芷各15克,葱白(连须)5根,生姜2片,蜂蜜、萝卜汁各适量。

    [用法] 先将紫苏叶、葱白和生姜捣烂如泥,次将杏仁、白芷共碾成极细粉末,加入紫苏叶泥中调匀,再将蜂蜜和萝卜汁加入,调成膏状备用。用时取药膏如蚕豆大,捏成圆形药团,贴入脐孔内,外用纱布覆盖,胶布固定,每天换药1次,贴药后嘱患者覆被而卧,令发微汗,汗后即奏效。

    [主治] 风寒感冒。

    [出处] (中医验方)

- **偏方3 葱姜麻黄膏**

    [处方] 生姜10克,葱白30克,麻黄6克。

    [用法] 上药共捣烂如泥状,敷脐部,其上置热水袋熨之,盖被取汗。

    [主治] 风寒感冒,恶寒发热,头痛无汗。

    [出处] 《韩明本医案》

- **偏方4 椒豉香葱糊**

    [处方] 胡椒15克,淡豆豉30克,丁香10克,葱白20克。

    [用法] 将前3味药物研细末,用时加捣烂的葱白调匀,每穴用

药 5 克,先贴大椎、神阙,用纱布覆盖,胶布固定,令患者脱衣而卧,再取药糊 10 克,涂于两手心劳宫穴,两手合掌放于两大腿内侧,侧位屈腿夹好,将被盖严,取其汗出。每日 2 次,每次 4～6 小时。

[主治] 风寒感冒,寒邪偏盛。

[出处]《民间敷灸》

● **偏方 5　风寒散**

[处方] 苍术、羌活各 30 克,枯矾 10 克,葱白 3 握。

[用法] 将前 3 味药研为粗末,炒热,捣葱白取汁,和药末,趁热熨敷脐部。

[主治] 感冒风寒,头痛无汗。

[出处]《中华自然疗法》

● **偏方 6　葱椒膏**

[处方] 葱白 50 克,胡椒 1 克。

[用法] 上药共捣烂如膏状,敷于脐上,外用纱布、胶布固定,再用暖水袋在脐部熨之,并同时服热姜糖水 1 杯。每日用药 1 次。

[主治] 风寒表证。

[出处](民间验方)

● **偏方 7　芥子发汗法**

[处方] 芥子适量。

[用法] 芥子研末备用。每取适量(1～2 克),以水调为糊状,填脐内,以热物隔衣熨之,取汗出为佳。

[主治] 外感风寒,恶寒明显而身无汗出。

[出处]《本草纲目》

● **偏方 8　雄黄百草膏**

[处方] 雄黄 15 克,丁香、百草霜各 10 克,葱白 5 根。

[用法] 将前 3 味药共研细末,过筛后同葱白共捣烂成膏备用。需要时,取药膏适量,纳入脐中,外用纱布覆盖,加胶布

固定,每日换药 1 次。

[主治] 风寒感冒。

[出处] (中医验方)

●偏方9　双丸膏

[处方] 银翘解毒丸或羚翘解毒丸 1 丸,牛黄解毒丸 1 丸。

[用法] 打碎药丸,以少量醋和水调成膏状,外敷脐部,用纱布
覆盖,胶布固定。每日换药 1 次。

[主治] 时行感冒。

[出处]《家庭脐疗》

●偏方10　薄荷姜蒜膏

[处方] 薄荷、大蒜、生姜各等量。

[用法] 取上药等量共捣烂,制成稠膏状,敷贴于脐上。外用纱
布覆盖,加胶布固定。每日换药 1 次。

[主治] 风寒感冒。

[出处] (民间验方)

●偏方11　感冒散

[处方] 麻黄、香薷各15克,板蓝根、蒲公英各10克,桔梗12克。

[用法] 共研细末,成人取药粉 3.5 克,儿童取药物 1 克,放入脐
中,外以纱布覆盖,胶布固定。

[主治] 感冒。

[出处]《陕西中医》

●偏方12　麻黄石葱散

[处方] 生麻黄、生石膏各 30 克,葱白适量。

[用法] 先将生麻黄、生石膏共研成细末,筛过,贮入瓶中,密封
备用。用时取药末 15 ~ 30 克,同葱白适量共捣成膏
状,贴于脐部,外用纱布覆盖,加胶布固定。每日换药
1 次。

[主治] 风热感冒。

[出处] (中医验方)

●**偏方 13　姜葱椒翘糊**

[处方] 大葱白 20 克,生姜 10 克,白胡椒 5 克,连翘 15 克。

[用法] 将上药捣烂备用。用时将捣烂的药物装入纱布袋内,
填脐上,包扎固定。将要出汗时,喝热粥 1 碗或急饮开
水 1 碗,以加速发汗。

[主治] 外感风寒,汗闭不出。

[出处] 《非药物疗法》

●**偏方 14　复方紫苏膏**

[处方] 紫苏叶、贯众、薄荷、生姜、葱白各适量。

[用法] 取上药各 15~30 克,共捣烂如厚膏状,贮藏备用。用时
取药膏 15~20 克,敷脐上,外覆以纱布,加胶布固定。
每日换药 1 次。

[主治] 流行性感冒。

[出处] (中医验方)

●**偏方 15　盐熨法**

[处方] 盐适量。

[用法] 炒盐,熨之脐部。

[主治] 感冒。

[出处] 《外台秘要》

●**偏方 16　麻杏甘葱散**

[处方] 麻黄 3 克,杏仁 3 克,甘草 1 克,葱白头 3 根。

[用法] 麻黄、杏仁、甘草碾成细末,加入葱白头 3 根,捣烂如泥,
敷贴脐孔,盖上不透水的油纸或塑料薄膜,胶布固定。
半日取下。每日 2 次,以治疗喘息。

[主治] 外感风寒,头痛身痛。咳嗽痰白,气喘胸闷。

[出处] 《民间敷灸》

●**偏方 17　风热散**

[处方] 淡豆豉 30 克,连翘 15 克,薄荷 9 克。

[用法] 上药共研细末备用。用时取一份 20 克,加入葱白适量,

捣烂如膏,敷风池、大椎穴上,再用药粉 15 克,冷水调为糊,填脐上,外以纱布、胶布固定,3~8 小时取药,每日1 次。

[主治] 外感风热,温病初起,发热怕风,咽喉不利之症。

[出处]《穴位贴药疗法》

●偏方 18　桑银饼

[处方] 桑菊感冒片、银翘感冒片(均为成药)各 3~5 片,白蜜适量。

[用法] 桑菊感冒片、银翘感冒片研粉,加白蜜调和成饼,敷神阙穴上。

[主治] 风热感冒,咳嗽咽痛。

[出处]《民间敷灸》

●偏方 19　万金油

[处方] 万金油适量。

[用法] 将万金油涂抹在纱布上,敷盖于脐部。也可用于外搽痛处,本药对于其他头痛也有缓解作用。

[主治] 伤风头痛。

[出处] (民间验方)

●偏方 20　红花油

[处方] 红花油数滴。

[用法] 将红花油滴在纱布上,敷盖于脐部。

[主治] 感冒。

[出处]《敷脐疗法》

●偏方 21　桑菊饼

[处方] 桑叶、菊花、杏仁、连翘、桔梗、甘草、薄荷各 3 克。

[用法] 上药研细末,加葱白 5 根,白蜜 1 匙,共调为饼,外敷脐中。

[主治] 风热感冒,咽痛,咳嗽。

[出处]《国医论坛》

● **偏方 22　葱韭熏熨法**

[处方] 葱、韭菜各适量。

[用法] 上药捣烂,敷脐部,并熏熨。

[主治] 感冒、腹痛。

[出处]《理瀹骈文》

● **偏方 23　芭蕉根敷脐法**

[处方] 鲜芭蕉根 300 克。

[用法] 将鲜芭蕉根用清水洗净,捣烂如泥,敷于脐上,外用纱
布绷带束紧固定,每 2 小时换药 1 次,勤换勤敷,一般 8
小时后奏效。

[主治] 感冒高热不退。

[出处]（民间验方）

● **偏方 24　井底泥敷法**

[处方] 井底泥若干。

[用法] 将井底泥用纱布包裹,包扎于脐上。

[主治] 感冒发热。

[出处]《敷脐疗法》

● **偏方 25　阳虚感冒散**

[处方] 麻黄、附片、吴茱萸各等量。

[用法] 上药研粗末,炒,热敷脐部。另用樟树叶煎水外洗。一
般药后不多时,即可汗出而解。

[主治] 阳虚感冒,恶寒无汗。

[出处]《湖南中医杂志》

● **偏方 26　经期感冒饼贴敷法**

[处方] 柴胡 10 克,当归、川芎各 6 克,白芍 9 克,桂枝 5 克,若
寒凝血瘀,下腹胀痛者,加桃仁 9 克,葱白适量。

[用法] 上药除葱白另用外,其余药物混合碾为极细末,过筛备
用。用时取药末 15 克,同葱白适量共捣烂如泥状,制
成直径约 2.5 厘米的药饼,将药敷贴在患者脐孔上,外

54

用纱布覆盖,再加胶布固定。每日换药 1 次,至病愈为止。

[主治] 经期感冒,寒热往来,胸胁满闷,恶心呕吐,发热头痛,腰痛。

[出处]《中医药物贴脐疗法》

●偏方 27　脐丹粉

[处方] 防风、黄芪、肉桂各等量。

[用法] 上药共研末,备用。先用 75% 酒精棉球消毒神阙穴,趁湿撒药粉 0.5 克,胶布固定,每隔 3 日换药 1 次,5～7 次为 1 疗程,可连续用 2～4 疗程。孕妇慎用。

[主治] 体虚感冒。

[出处]《陕西中医》

●偏方 28　椒葱百草霜丸

[处方] 胡椒、葱白、百草霜各适量。

[用法] 将胡椒研末,3 味共捣烂为丸,纳脐中。

[主治] 风寒感冒,无汗者。

[出处]《中医脐疗大全》

●偏方 29　蚯蚓白矾敷脐法

[处方] 活蚯蚓 10 余条,白矾少许。

[用法] 将蚯蚓用清水洗净后,放在白酒内稍浸一会取出,再撒上少许研细的白矾末,直接敷于肚脐上,2 小时以上至半天时间取下。

[主治] 感冒及流感发热。

[出处]《黑龙江医药》

●偏方 30　葱鸡酒饼

[处方] 葱白(洗净)7 根,鸡蛋清半茶匙,白酒 10 克,面粉适量。

[用法] 葱白切细,和蛋清、白酒、面粉放入小碗内,做成面饼,以不粘手为度,放在脐上(冬季要略加温),再用绷带固定,待患者有喷嚏时,病情已大有好转。每日 1 次,连

用 2~3 天。

[主治] 风寒发热。

[出处] (民间验方)

●**偏方 31　治感冒高热不退方**

[处方] 雄黄、朱砂各 10 克,玄明粉 30 克,生葱白、生姜片各适量,青皮鸭蛋清适量。

[用法] 先将前 3 味药混合研成细末,次将生葱白、生姜片捣烂绞汁和入药末拌匀,再加鸭蛋清适量调如厚糊备用。用时,取适量药糊敷入患者脐窝中,外以纱布覆盖,再以宽布带束紧固定。每天换药 1 次,至病愈为度。

[主治] 感冒,高热不退。

[出处] 《中医药物贴脐疗法》

●**偏方 32　感冒糊**

[处方] 白芥子 100 克,鸡蛋清适量。

[用法] 将白芥子粉碎为末,过筛,取鸡蛋 1~2 个,敲破取出蛋清,和药末混合调成糊状。用时取药糊适量,分别敷贴于神阙、大椎、涌泉穴,覆以纱布,胶布固定,令患者覆被睡卧,取微汗即愈。

[主治] 风寒感冒。

[出处] 《穴位贴药疗法》

●**偏方 33　葱翘敷脐法**

[处方] 葱白 30 克,连翘 15 克。

[用法] 上药 2 味捣烂,装纱布包,填脐上。等到将要出汗时,即喝开水 1 杯,以加速发汗。

[主治] 风热感冒。

[出处] 《中医简易外治法》

●**偏方 34　流感糊**

[处方] 绿豆 30 克,蚯蚓 5 条(活)。

[用法] 将绿豆、蚯蚓(洗净),加水捣成糊状,外敷脐部及囟门

处,绷带包扎固定。

[主治] 流行性感冒。

[出处]《中医外治法》

● **偏方35 复方板蓝根散**

[处方] 板蓝根、生石膏、马勃、淡豆豉各15克,连翘、薄荷各10克,葱白(去泥)5根,鲜生姜3片,蜂蜜适量。

[用法] 先取前6味药混合碾成细末,用筛筛过,贮瓶密封备用。临用时取药末15克,加入葱白、生姜片共捣烂,再加入蜂蜜适量共捣成稠膏状,取药膏敷于脐上。覆盖上纱布,以胶布固定。

[主治] 流行性感冒。

[出处]《中医药物贴脐疗法》

● **偏方36 藿香正气散**

[处方] 藿香3克,白芷3克,苏叶3克,陈皮1.5克,白术1.5克,厚朴5克,半夏曲1.5克,大腹皮1.5克,茯苓1.5克,生姜3片,大枣3枚,甘草1克,桔梗1克。

[用法] 上药共研为散,以水调,敷于脐上。

[主治] 胃肠型感冒。

[出处]《和剂局方》。

2. 高热惊风

凡口温超过39℃时,称为高热,为临床常见的病症。其或因外感风热,卫失宣散或温邪在表不解,内入营卫,或外感暑热,内犯心包,或外受疫毒,内陷脏腑而致。如风热犯肺,症见发热咳嗽,微恶风寒,汗出头痛,咽喉肿痛,舌苔薄黄,脉浮数;温邪内陷,症见高热夜甚,烦躁不安,面目红赤,甚则神昏谵语,舌红,苔黄,脉数;暑热蒙心,症见壮热,心烦不安,口唇干燥,时有谵语,甚则神昏痉厥,舌红绛,脉洪数;疫毒熏蒸,症见壮热,头面红肿热痛,烦躁不安,或见丹痧密布肌肤,咽喉腐烂作痛,舌红苔黄,脉数。

惊风是小儿时期常见的一种以四肢抽搐,口噤不开,角弓反张和意识不清为特征的症候,俗名"抽风"。凡起病急暴,称为急惊风,属阳属实,以外感时邪,暴受惊恐,内蕴痰热为主要病因。外感惊风,症见发热、头痛、咳嗽、咽红、烦躁、呕吐、神昏、惊厥、苔薄黄、脉浮数;痰热惊风,症见发热、呕吐、腹胀、便秘、喉间痰鸣、呼吸气粗、昏迷痉厥、苔黄厚腻、脉弦滑;惊恐惊风,症见夜卧不宁、面色时青时赤、频作惊惕、甚则痉厥、脉数。慢惊风是相对急惊风而言,以发病缓慢,无热,抽搐时发时止,缓而无力为其特点,属阴属虚,多由于吐泻伤脾,或脾胃素弱,肝木侮土,脾虚生风或热病伤阴,肝肾亏损,木失濡养,虚风内动所致,临床表现为面黄肌瘦,精神委顿,四肢倦怠,口鼻气冷,呼吸气缓,时有抽搐。

● 偏方1　双黄散

[处方] 黄连、牛黄各适量。

[用法] 将上药研为细末,调湿,敷脐。

[主治] 高热,惊悸抽搐之症。

[出处]《大众中医药》

● 偏方2　龙麝散

[处方] 地龙2条,麝香0.15克。

[用法] 将上药研成细末,取药末置于脐中,外用纱布包扎,胶布固定。

[主治] 小儿高热,神昏谵语,四肢抽搐,舌红,脉滑数。

[出处]《中国中医独特疗法大全》

● 偏方3　地龙糊

[处方] 地龙数10条。

[用法] 将地龙洗净泥土,放入净碗内,上撒白糖,顷刻,地龙全身渗液大出,即死亡,加面粉适量,捣为糊状,纱布包裹,敷神阙穴30~60分钟,高热即退。

[主治] 小儿高热,或伴有四肢抽搐之症。

[出处]《中医外治法集要》

●**偏方4　青蛙冰片贴**

[处方] 青蛙1只,冰片0.3克,雄黄0.15克。

[用法] 将青蛙剖开,纳入冰片、雄黄于内,敷脐部1～2小时。

[主治] 高热面赤,口渴欲饮,小便短赤,舌苔黄,脉实。

[出处] (民间验方)

●**偏方5　消食退热糊**

[处方] 土知母(鸢蛋尾科植物鸢尾)根31克,鸡蛋1个。

[用法] 将土知母捣烂,用鸡蛋清调糊,敷脐眼,数小时后,烧退食消。

[主治] 高热,食积内闭,大便秘结,面赤。

[出处] (民间验方)

●**偏方6　燕窝泥敷脐方**

[处方] 燕子窝泥30克,田螺(去壳)9只,井底泥30克(可用黄泥代替),青黛0.6克。

[用法] 上药和鸡蛋清调为糊状,敷脐部1～2小时。

[主治] 温热病高热不退,大便秘结,小便短赤,舌红,脉滑数。

[出处] (民间验方)

●**偏方7　紫雪丹**

[处方] 紫雪丹。

[用法] 用紫雪丹半瓶,填于患儿脐中,以胶布固定,只用药1次。

[主治] 小儿急性热病,高热不退,神志昏迷,四肢抽搐,腹胀拒按,大便不解。若无效者,可重复用药,直至热退神清。

[出处] 《河北中医》

●**偏方8　四石散**

[处方] 大蒜30克,芒硝60克,生石膏15克,寒水石15克,滑石15克。

[用法] 将上药共捣成糊状,以鸡蛋清调成糊,敷脐部,4小时后取去。

[主治] 高热,口干,大便干结,小便黄赤。

[出处]《中医急症通讯》

● 偏方 9　栀子定惊方

[处方] 黄栀子、鸡蛋清、飞罗面、连须葱白各适量。

[用法] 上药共捣数百下,敷脐中及手掌心。

[主治] 小儿急惊风,身热面赤,烦躁惊悸,甚至抽搐。

[出处] (民间验方)

● 偏方 10　急惊糊

[处方] 栀子 7 克,明雄黄 1.5 克,冰片 0.3 克,鸡蛋清 1 个,麝香 0.1 克。

[用法] 上药共研细末,用鸡蛋清调为糊状,敷于脐部,外用纱布覆盖,胶布固定。每日换药 1 次。

[主治] 小儿温病,热入心包所致的高热,昏迷,惊风,抽搐。

[出处] (民间验方)

● 偏方 11　鱼衣掩法

[处方] 鱼衣 2 枚。

[用法] 鱼衣 2 枚涂手中,掩小儿脐部。外摩小儿顶及项强处。

[主治] 小儿惊风,项强。

[出处]《食医心镜》

[说明] 鱼衣,即书中蠹虫,入肝经,具有息风止惊作用。

● 偏方 12　盐麝散

[处方] 食盐 30 克,麝香 0.3 克。

[用法] 将食盐炒热,麝香研末,放温后,填放于脐中、气海穴上,纱布覆盖,束紧,再以麦麸加米醋炒热,用布包好,放脐中、气海穴上熨之,气通即苏醒。

[主治] 小儿惊厥,不省人事,四肢冰冷。

[出处] (民间验方)

● 偏方 13　急惊风泥

[处方] 丝瓜叶、苦瓜叶、鲜荷叶各 30 克,燕子窝泥、石膏粉各

100 克。

[用法] 上药共捣成泥,外敷神阙穴,每日 2 次。

[主治] 小儿外感所致的高热不退,头痛面赤,烦躁惊狂之症。

[出处] 《浙江中医》

●偏方 14　芙蓉鸡蛋饼

[处方] 芙蓉叶数张,鸡蛋 1 个。

[用法] 先将鸡蛋煮熟,取芙蓉叶数张捣烂,包蛋煎成饼,贴于脐部。

[主治] 热毒惊风。

[出处] 《理瀹骈文》

●偏方 15　解痉丹

[处方] 全蝎 5 只,蜈蚣 1 条,蝉蜕头 7 个。

[用法] 上药共研末,放脐内,外盖刚煮熟的鸡蛋 1 个。

[主治] 小儿高热,惊痫抽搐。

[出处] (中医验方)

●偏方 16　定惊糊

[处方] 生地、麦冬各 15 克,鳖甲、牡蛎各 10 克,鸡蛋清适量。

[用法] 先将前 4 味药共研细末,再用鸡蛋清调成糊状,用时取药膏敷贴于肚脐上,上盖纱布,用胶布固定。每日换药 1 次,连续敷贴 7～10 天可愈。

[主治] 慢惊风,形体憔悴,精神委顿,虚烦低热,震颤,易出汗,大便干。

[出处] 《敷脐妙法治百病》

●偏方 17　慢惊膏

[处方] 胡椒 7 粒,生栀子 7 粒,肉桂 3 克,葱白 7 根,白颈蚯蚓 1 条。

[用法] 先将前 3 味药研末,再加入葱白、蚯蚓和适量的鸡蛋清,捣烂为膏,敷贴于脐部,外用纱布敷料固定。

[主治] 小儿吐泻日久,脾胃虚弱所致的四肢厥逆,惊风抽搐。

［出处］《穴位敷药疗法》

●偏方 18　急慢惊风膏

［处方］白颈蚯蚓 1 条,杏仁、桃仁、胡椒、糯米、栀子各 7 粒,鸡蛋清适量,麝香 0.4 克(另研)。

［用法］上药混合共捣烂至膏状,先取麝香末 0.2 克纳入脐内,再将药膏敷于脐上,外盖纱布,胶布固定。每天换药 1 次,贴之病愈。

［主治］急慢惊风。

［出处］《敷脐妙法治百病》

●偏方 19　龙骨绿豆朱砂散

［处方］生龙骨、绿豆各 5 克,朱砂 2 克,鸡蛋 1 个。

［用法］上药共研细末,用鸡蛋清调匀,敷贴在患儿的神阙、百会、涌泉穴,24 小时取下,如果疗效不佳,可再敷 1 次。

［主治］小儿夜惊。

［出处］《穴敷疗法聚方镜》

●偏方 20　熄风膏

［处方］天竺黄、天南星各 10 克,雄黄、朱砂各 1 克,丁香 2 克。

［用法］上药研末,取适量调醋为膏,敷于脐孔上,纱布覆盖,胶布固定。每日换药 1 次,至病愈为止。

［主治］小儿高热,烦躁不宁,四肢抽搐。

［出处］《中医脐疗大全》

●偏方 21　镇惊膏

［处方］活蚯蚓 1 条,生吴茱萸 7 克,白芥子 3 克,米醋适量。

［用法］将吴茱萸、白芥子共研末,与蚯蚓共捣烂,再加米醋调和如膏,取适量贴于脐部及涌泉穴,纱布覆盖,胶布固定。每日换药 1 ~ 2 次。

［主治］小儿惊厥,肢冷面青。

［出处］(中医验方)

3．中暑

中暑是发生在夏季或高温作业下的一种急性病。在夏季暑热环境下,人体处于劳倦或饥饿状态时,元气亏虚,暑热乘虚而入,急性发病。症见头痛头晕、口渴喜饮、恶热心烦、面红多汗;甚则暑犯心包,猝然昏倒,不省人事,身热肢厥。该病与现代医学的中暑和高温损害,如热痉挛、热射病、日射病等相似。

● **偏方 1　消暑熨**

［处方］生石膏 60 克,知母 30 克,山药 10 克,生甘草 10 克。

［用法］上药共水煎取汁,以纱布或毛巾蘸汁温熨胸部募穴、背部俞穴,并将药渣装入药袋,趁热熨敷脐腹部。

［主治］中暑。

［出处］《中华自然疗法》

● **偏方2　仁丹敷脐法**

［处方］仁丹(中成药)适量。

［用法］每次取仁丹 15 克研粉,温水调糊填脐内,外用胶布贴之固定。

［主治］中暑。

［出处］《中医简易外治法》

● **偏方3　清暑敷脐方**

［处方］痧药(中成药,药店有售)。

［用法］每取痧药 3 克,研粉填脐,外用胶布贴之固定。

［主治］中暑。

［出处］《中医简易外治法》

● **偏方4　白虎汤滴脐法**

［处方］生石膏 30 克,知母 15 克,甘草 6 克,粳米 1 小撮。

［用法］上药煎水浓缩,热敷脐部,或用纱布蘸汤滴脐中。

［主治］中暑。

［出处］《中医脐疗法》

● 偏方 5　清凉油法

[处方] 清凉油 1 盒。

[用法] 将清凉油半盒填入脐孔中,用手轻轻按之。另用清凉油涂双侧太阳穴,并轻按穴位。

[主治] 中暑,头晕。

[出处] (民间验方)

● 偏方 6　隔盐灸

[处方] 食盐、艾绒各适量。

[用法] 食盐研细末,艾绒制成艾炷,将食盐填满脐部,上置艾炷灸之。

[主治] 中暑,汗出脉绝者。

[出处] 《针灸学》

● 偏方 7　蛤蟆敷脐法

[处方] 活蛤蟆 1 只。

[用法] 将活蛤蟆剖开腹皮并直接敷在脐眼上,外以纱布绷带束定之。2 小时换 1 次。

[主治] 高热神昏,中暑。

[出处] (民间验方)

● 偏方 8　热水熨脐法

[处方] 毛巾 2 条,热水 1 盆。

[用法] 将毛巾蘸热水熨于患者的肚脐及下腹部,冷则更换。

[主治] 中暑。

[出处] (民间验方)

● 偏方 9　辛皂敷脐法

[处方] 北细辛、猪牙皂各 9 克。

[用法] 上 2 味药混合研成细末,取药末适量加水调如糊状,以药糊涂搽脐中心及脐周。另取少量药末吹入患者鼻孔内,待喷嚏时即可苏醒。

[主治] 中暑昏倒。

● **偏方 10　天水散**

　　［处方］滑石 18 克,甘草 3 克。

　　［用法］上药 2 味,煎水熨,并敷脐部。

　　［主治］中暑。

　　［出处］《理瀹骈文》

● **偏方 11　田中干泥圈脐方**

　　［处方］田中干泥适量。

　　［用法］取田中干泥做一圈,堆在病人肚上,使少壮人撒尿于
　　　　　泥圈肚脐中,片时即得生矣。醒后不可饮冷汤,须进
　　　　　温米汤。

　　［主治］中暑。

　　［出处］《种福堂公选良方》

● **偏方 12　黄土水**

　　［处方］黄土,新汲水。

　　［用法］掘地深尺余,取净黄土 1 块,以新汲水调化,敷胸口
　　　　　及脐部。

　　［主治］中暑。

　　［出处］《理瀹骈文》

● **偏方 13　暑厥糊**

　　［处方］硫磺 15 克,硝石 15 克,明矾 8 克,滑石 8 克。

　　［用法］诸药混合粉碎为末,过筛,以白面 50 克加水掺药末调
　　　　　如糊状。将药分别涂于神阙、天枢（脐旁 2 寸）、气海
　　　　　（脐下 1.5 寸）、关元（脐下 3 寸）,干后另换,1 日不
　　　　　间断。

　　［主治］中暑昏厥。

　　［出处］《穴位贴药疗法》

● **偏方 14　热土敷脐法**

　　［处方］路边热土 1 把。

［用法］先将患者移至树阴下,在路边挖取热土 1 把,趁土热时敷在患者肚脐上。同时用指按压人中穴 10 分钟。

［主治］中暑。

［出处］《中医药物贴脐疗法》

4．哮喘

哮喘是一种常见的反复发作性疾病,一般在气候骤变或天气变冷时发作,发作时病人常出现气急、痰鸣、咳嗽、胸闷、张口抬肩,甚至难以平卧等症状。其病因较为复杂,常与过敏有关。中医认为,本病是痰饮内伏,初病多属实证。如感受风寒,痰饮伏肺,则表现为呼吸困难,喉中痰鸣,咳嗽,痰稀白或呈泡沫状,形寒无汗,苔薄白,脉浮紧。如感受风热,痰热遏肺,则表现为咳喘气粗,痰黄黏稠,咳之不爽,咳引胸痛,身热口渴,苔黄腻,脉滑数。如反复发作,则转为虚证,表现为咳喘日久,气息短促,舌淡,脉细数无力,甚者神疲气短,汗出肢冷,脉沉细。本病包括现代医学中的支气管哮喘、肺气肿等病。

● 偏方 1　哮喘拔罐法

［处方］拔火罐。

［用法］于脐部拔火罐,每次 10～30 分钟,以脐部轻度充血为度,1～3 日 1 次。

［主治］肺寒咳喘,咳嗽,咳吐白稀痰,舌淡苔白,脉浮紧。

［出处］（民间验方）

● 偏方 2　艾灸法

［处方］青盐、艾绒适量。

［用法］把艾绒制成大艾炷（下阔 1～1.65 厘米,高 1.65 厘米,呈圆锥状）备用。用时先将凡士林涂脐中,再用麻纸置于穴上,纸中央放 0.66 厘米厚的小颗粒青盐,然后用压舌板压平放置大艾炷。施灸时应根据年龄的大小、病的久暂、病情的轻重、耐受的程度而灵活

掌握。

[主治] 哮喘,每遇烦劳加重,气短而不续,喘息时伴大汗出,畏寒,舌质淡,脉沉细。

[出处]《陕西中医》

● **偏方3 哮喘膏**

[处方] 附子、细辛、鹅不食草、麻黄、白芥子、樟脑各等份。

[用法] 上药研末制成膏药,贴于脐眼。

[主治] 哮喘。

[出处]《内病外治》

● **偏方4 芥芷轻粉散**

[处方] 白芥子30克,白芷30克,轻粉10克,蜂蜜适量。

[用法] 先将白芥子、白芷研末过筛,再将轻粉研为细末,与上药末混合,加入蜂蜜调和,制成2厘米大的圆饼。用时先取姜汁擦脐孔处、定喘穴,至表皮微红,将药饼放火上烘热,以1饼贴脐孔,1饼贴定喘穴。饼凉,再烘热再贴。1饼可贴3日,不可间断。

[主治] 哮喘。

[出处](中医验方)

● **偏方5 金沸代赭散**

[处方] 金沸草50克,代赭石50克,米醋适量。

[用法] 将2药混合研成细末,过筛,加米醋调成糊状备用。用时取药糊分别涂布于脐中穴、定喘穴上,外加纱布覆盖,胶布固定。每日涂3~5次。

[主治] 哮喘。

[出处](中医验方)

● **偏方6 马脾风散**

[处方] 朱砂8克,甘遂5克,轻粉1.5克。

[用法] 上药3味,共研细末,每取0.1克,用温浆水少许,上滴香油一点,将药放油花上,待药沉到底,去浆水取

药,加蜜水调,贴脐部。

[主治] 风寒入肺,郁而为热,痰喘上气,名为马脾风。

[出处]《敷脐妙法治百病》

● **偏方 7　麻萸芥姜糊**

[处方] 麻黄、吴萸、白芥子各 15 克,姜汁适量。

[用法] 将前 3 味药共碾成细末,过筛,贮瓶备用。用时取药末适量,以姜汁调和成糊状,塞入脐孔内,外以纱布覆盖,胶布固定。每 2 日换药 1 次,6 次为 1 疗程。

[主治] 支气管哮喘。

[出处] (中医验方)

● **偏方 8　麻黄香桂散**

[处方] 麻黄、公丁香、肉桂各 12 克。

[用法] 将上药混合共碾成细末,贮瓶备用。用时取药末适量,以水调成膏状,敷于脐孔内,外盖纱布,胶布固定。每日换药 1 次,10 次为 1 疗程。

[主治] 慢性支气管炎。

[出处] (中医验方)

● **偏方 9　加味麻黄香桂散**

[处方] 白芥子、半夏、麻黄、公丁香、肉桂各适量。

[用法] 将以上诸药混合共碾成细末,过筛,贮瓶密封备用。临用前,取药末适量,填满脐窝,外以敷料覆盖,胶布固定。每日换药 1 次,7 次为 1 疗程。

[主治] 慢性支气管哮喘。

[出处]《敷脐妙法治百病》

● **偏方 10　麻杏石甘散**

[处方] 麻黄 10 克,杏仁 9 克,生石膏 15 克,甘草 6 克。

[用法] 上药共研末,每次取药末 3 克,温水调糊敷脐部。每日换药 1 次。

[主治] 肺热喘咳。

[出处]（民间验方）

● **偏方 11　热喘丸填脐法**

[处方] 麻黄、生石膏各 15 克,白芥子、甘遂、杏仁、明矾各 15
　　　克,米醋 50 毫升。

[用法] 将以上诸药共研成细末,瓶贮密封。用时每次取药末
　　　适量,用米醋调和如稠泥状,捏成如桂圆或弹子大小
　　　的药丸,取药丸 1 个填入患者脐孔内,按压使陷紧,外
　　　用胶布固定。填药后 4~6 小时可除去药丸,每天换药
　　　1 次,1 周为 1 个疗程。

[主治] 热性哮喘,喘咳频作,痰多色黄,口干咽痒,舌苔薄黄,
　　　脉浮滑数。

[出处]《中医药物贴脐疗法》

● **偏方 12　纳气散**

[处方] 古之、小茴香各等量。

[用法] 共碾成极细粉末,取药适量纳入脐孔,外以纱布覆盖,
　　　胶布固定,2 天换药 1 次,10 天为 1 疗程。

[主治] 哮喘日久,肾不纳气,气喘,喉间哮鸣有声,动则喘促
　　　更甚。

[出处]《中医药物贴脐疗法》

● **偏方 13　苍桂粉**

[处方] 苍耳、苍术、细辛、白芥子各 5 份,公丁香、肉桂、半夏
　　　各 3 份,麻黄 10 份,人造麝香 1 份。

[用法] 共研极细粉,瓶贮备用。贴脐。10 次为 1 疗程,连用
　　　3 个疗程,隔 48 小时换药 1 次,疗程间可休息数天。

[主治] 支气管哮喘。

[出处]《浙江中医杂志》

5. 咳嗽

　　咳嗽是肺系疾病的主要症候之一,有外感和内伤之分。外

感为六淫犯肺;内伤为脏腑功能失调而致肺失宣肃,肺气上逆,发为咳嗽。急性支气管炎常因上呼吸道感染蔓延而成。初起类似上呼吸道感染症状,先有喉痒、干咳,一两日后咳出少量黏液痰或稀薄痰,逐渐转为浓黄痰或白黏痰,可持续 2~3 周。若急性支气管炎没有得到有效的控制,迁延不愈可转为慢性,咳嗽、咯痰或伴喘息反复发作,缠绵难愈。脐疗法对于急、慢性支气管炎之咳嗽有较好的疗效。

● **偏方 1　风热咳嗽糊**

〔处方〕白毛夏枯草(鲜)30 克,青蒿(鲜)30 克。

〔用法〕共捣如泥,敷脐。如为干者,粉碎后用醋调和,敷脐。

〔主治〕风热型咳嗽。

〔出处〕《敷脐妙法治百病》

● **偏方 2　马脾风散**

〔处方〕朱砂 7.5 克,甘遂 4.5 克,轻粉 1.5 克。

〔用法〕上药共研末备用。每次取 0.3 克药粉,蜜调为糊,敷脐上。

〔主治〕痰壅咳嗽,胸闷气急。

〔出处〕《理瀹骈文》

● **偏方 3　一捻金**

〔处方〕白丑、黑丑(半生半炒)各取头末 15 克,大黄 30 克,槟榔 7 克,木香 4 克,轻粉 0.03 克。

〔用法〕上药共研末,蜜调做成一个药饼,贴脐部,以微见腹泻为度。

〔主治〕急性气管炎。

〔出处〕《理瀹骈文》

● **偏方 4　治呼吸道疾病方**

〔处方〕吴茱萸、红参、鹿茸、生甘草、防风等量压粉。

〔用法〕每次取药粉 0.5 克,以凡士林调膏涂脐。2 天换药 1 次,1 个月为 1 疗程。

［主治］呼吸道易感症。

［出处］《家庭脐疗》

●偏方5　罂壳散

［处方］罂粟壳少许,研末备用。

［用法］每次取罂粟壳末3克,敷脐上,外贴胶布密封。每日
换药1次。

［主治］久咳痰少。

［出处］《理瀹骈文》

●偏方6　润肺止咳糊

［处方］生地、百合、麦冬、五味子各10克,人参6克。

［用法］共为细末,瓶贮备用,用时取适量凉开水调成糊状,敷
贴于脐孔上,外以纱布覆盖,胶布固定。每日换药1
次,直至病愈为止。

［主治］干咳无痰,少痰。

［出处］《敷脐妙法治百病》

●偏方7　艾炷隔姜敷药灸

［处方］白芥子3克,半夏3克,公丁香0.5克,麻黄5克,细辛
2克,麝香少许。

［用法］上药研细为末(麝香另研),先将麝香放脐内,再放药
末适量,填满脐中,鲜姜1片,盖于药粉上,上置大艾
炷施灸,每日1次,每次灸3~5壮,10天为1疗程。

［主治］慢性支气管炎。

［出处］《中国灸法集粹》

●偏方8　宣肺止咳糊

［处方］麻黄7克,杏仁9克,甘草6克,百部10克。

［用法］上药共研末,温水调敷脐部,纱布包扎。每日换药1
次,连用5~7次。

［主治］风寒咳嗽。

［出处］《脐疗》

71

● 偏方 9　温肺散

[处方] 制半夏 10 克,白果仁 9 克,杏仁 6 克,细辛 6 克。

[用法] 以上诸药共研末,用姜汁调为糊状,外敷脐部,纱布包扎,每日换药 1 次。

[主治] 肺寒咳嗽,喘息。

[出处] (民间验方)

● 偏方 10　芥辛遂洋膏

[处方] 白芥子 20 克,细辛 10 克,甘遂 10 克,洋金花 10 克。

[用法] 上药研为细末,用姜汁调成膏状,取膏 2 克,涂于约 10 平方厘米的胶布中心,以脐周方位配八卦九宫人体脏腑,脐之左上方、左下方、正上方各 1.5 寸取穴。

[主治] 寒痰咳嗽。

[出处] 《民间敷灸》

● 偏方 11　决明莱菔散

[处方] 草决明 60 克,莱菔子 30 克。

[用法] 上药共捣碎为末,敷脐部,外用纱布包扎。

[主治] 痰多黏稠,咳嗽胸闷。

[出处] 《中医简易外治法》

● 偏方 12　防风芪桂散

[处方] 防风、黄芪、肉桂各等量。

[用法] 将上药共研细末备用。用时先用 75% 的酒精棉球消毒神阙穴,趁湿撒药粉 0.5 克于脐窝,外贴胶布固定。每隔 3 日换药 1 次,5~7 次为 1 疗程。

[主治] 咳嗽时作,伴气虚懒言,自汗,舌淡,苔白,脉细无力。

[出处] 《陕西中医》

● 偏方 13　糖地龙膏

[处方] 鲜地龙 10 条,白糖适量,面粉适量。

[用法] 把地龙放在碗内,撒上白糖,片刻地龙体液外渗而死,入面粉和成膏,制成直径为 3 厘米的药饼,将药饼贴

于脐孔上,每次贴 4~6 小时,每日 2 次,连贴 2~
3 天。

[主治] 感冒咳喘。

[出处]《中医外治法集要》

●偏方 14 香麻肉桂散

[处方] 丁香 0.5 克,麻黄 5 克,肉桂 5 克,苍耳子 3 克。

[用法] 将上药共研细末,贮瓶备用。治疗时,先用 75% 酒精
棉球将患者的脐部消毒,趁湿将药粉倒入脐内,脐窝
小者将药粉倒满,大者倒入半脐即可,然后用胶布密
盖,每隔 48 小时换药 1 次。为了预防皮肤长期接触
胶布引起皮炎,可于换药前 2~3 小时将胶布和脐中
的药粉去掉,并用热毛巾擦净。若脐部已发生皮炎,
休息几天后再进行治疗。以上药物 10 次为 1 疗程,
疗程间停药 5~7 天。

[主治] 慢性支气管炎咳嗽。

[出处]《中医脐疗法》

●偏方 15 理中散

[处方] 党参 10 克,白术 7 克,干姜 5 克,炙甘草 3 克。

[用法] 将上药混合烘干,研为细末,取 200 毫克加入热参浸
膏 10 毫克,填入脐内,用一软纸片覆盖,再加棉花,外
用胶布固定封好。3~7 天换药 1 次。

[主治] 咳嗽时轻时重,痰稀,偶有黏痰,肢体困重,大便稀薄,
脉滑,舌淡稍胖,苔薄白。

[出处]《河南中医》

●偏方 16 天竺止咳散

[处方] 天竺黄 10 克,雄黄 1 克,朱砂 1 克,天南星 10 克,丁
香 2 克。

[用法] 诸药共研细末,过筛后入瓶,密封备用。用时取药末
适量,填入脐中穴,外用胶布固定。每日换药 1 次,10

日为 1 疗程。

[主治] 风痰型咳嗽。

[出处]《敷脐妙法治百病》

● **偏方 17　麻杏甘芩散**

[处方] 麻黄、杏仁、生甘草、黄芩各等量。

[用法] 将上药研粉,取药粉 2 克,以蜂蜜少量调粉成膏,涂脐,用纱布覆盖,胶布固定。1 日换药 1 次,连用半月为 1 疗程。

[主治] 各种咳嗽。

[出处]《家庭脐疗》

● **偏方 18　五倍子散**

[处方] 五倍子若干。

[用法] 将五倍子研粉,掺膏药中贴脐部。

[主治] 久咳不止。

[出处]《理瀹骈文》

● **偏方 19　止咳糊**

[处方] 蜂房 6 克,杏仁 9 克,钩藤 9 克,米壳 6 克,百部 20 克。

[用法] 上药共研细末,取温水调为稠糊状,敷脐部,纱布包扎,每日换药 1 次。

[主治] 咳嗽。

[出处](民间验方)

● **偏方 20　栝楼贝母青黛膏**

[处方] 栝楼(大者 1 枚),贝母 50 克,青黛 15 克,蜂蜜120 克。

[用法] 先将青黛、贝母混合研为细末,再将栝楼(连籽、皮)捣烂(如干栝楼可研为细末),放蜂蜜入锅内加热,炼去浮沫,加入以上 3 味药,调和如膏备用。用时取药膏摊于两块纱布上,取 1 块贴于脐孔,另 1 块贴于肺俞穴,盖以纱布,胶布固定。1～2 日换药 1 次。

[主治] 肺痨咳嗽,痰少而黏。

[出处]《中医脐疗大全》

● **偏方21 痰热咳嗽糊**

[处方] 鱼腥草15克,青黛10克,蛤壳10克,葱白3根,冰片0.3克。

[用法] 将前3味药研碎为末,取葱白、冰片与药末捣烂如糊状,涂布于脐窝内,盖以纱布,胶布固定。每日换药1次,10次为1疗程。

[主治] 痰热咳嗽。

[出处]《中医脐疗大全》

● **偏方22 久咳膏**

[处方] 罂粟壳30克,五味子30克,蜂蜜适量。

[用法] 将前2味药研碎为细末,取药末30克与蜂蜜调和均匀,贴敷于肚脐上,外用纱布盖上,再以胶布贴紧固定。2～3天换药1次,至病愈停药。

[主治] 咳嗽日久,干咳无痰,咽干,喉痒,舌质红,苔少,脉细数。

[出处]《中医药物贴脐疗法》

6. 呕吐

呕吐,是指饮食、痰涎等从胃中上涌,自口而出的病症,多见于神经系统疾病或消化系统疾病。

古人谓:有声有物谓之"呕",有物无声谓之"吐",有声无物谓之"哕"(干呕),只吐涎沫谓之"吐涎"。临床上呕与吐常同时出现,故一般统称呕吐。

呕吐是由于胃失和降,气逆于上所引起的一个症状,任何病变,有损于胃,皆可发生呕吐。呕吐的主要病因是感受风寒、暑湿及秽浊之邪气,内伤七情,以及饮食不节,劳倦过度,或因脾胃虚弱,中阳不足,均可导致胃气上逆而发生呕吐。除呕出食物外,尚有吐苦水、吐清水、吐痰涎、吐蛔等不同情况。治宜和胃顺气,降逆止呕。

● 偏方1　吴茱萸姜汁膏

[处方] 吴茱萸15克,生姜汁1小杯。

[用法] 将吴茱萸研为细末,取3~5克,用生姜汁调成膏状,把药膏敷在患者脐孔上,外以胶布贴紧,每天换药1次。

[主治] 骤然呕吐清涎,嗳气吞酸,脘胀食少。

[出处]《中医药物贴脐疗法》

● 偏方2　吴茱萸膏

[处方] 吴茱萸适量,食醋。

[用法] 将吴茱萸烘干,研为细末,用醋调成膏,敷神阙穴。敷药后3~4小时吐止。

[主治] 呕吐。

[出处]《中医外治法集要》

● 偏方3　生姜贴敷法

[处方] 鲜生姜适量。

[用法] 把生姜切成厚片(若没有鲜生姜,可用生姜片),开水浸软。敷神阙穴和内关穴(手腕内侧,离腕横纹2寸)。

[主治] 呕吐。

[出处]《中医外治法集要》

● 偏方4　藿香正气水擦脐法

[处方] 藿香正气水。

[用法] 用藿香正气水擦脐部,至热气透入腹则呕止。

[主治] 风寒犯胃、呕吐。

[出处]《中医脐疗法》

● 偏方5　一粒珠

[处方] 雄黄、五倍子各30克,枯矾15克,葱头5个,肉桂3克,麝香0.3克。

[用法] 将上药捣烂,用酒调成药饼,贴神阙穴,用艾条隔药悬灸。

[主治] 呕吐。

● **偏方6　热呕散**

［处方］大葱、丁香、甘草各等份。

［用法］将上药混合粉碎为末,过筛,用时取药末 30 克,撒于 3 张黑膏药中间,分别贴神阙、胃俞、中脘穴。1 日 1 换。

［主治］热呕。

［出处］《穴位贴药疗法》

● **偏方7　莱倍樱子膏**

［处方］莱菔子、五倍子各 12 克,金樱子 21 克,葱白、生姜各 适量。

［用法］将前 3 味药混合共碾成细末,与生姜、葱白共捣烂如 膏状,敷于脐上,外以纱布覆盖,胶布固定。每日换药 1 次。

［主治］呕吐。

［出处］（中医验方）

● **偏方8　硫磺蓖麻散**

［处方］硫磺 30 克,蓖麻子 7 粒。

［用法］将上药混合共碾成细末,装瓶备用。用时取药末 6～9 克,以温开水调和成泥状,直接敷于脐孔上,盖以纱 布,胶布固定,再用热水袋熨于肚脐处,持续 40 分钟。 每日换药热熨 1 次。

［主治］胃寒呕吐。

［出处］（民间验方）

● **偏方9　枫浆皂灰膏**

［处方］枫树浆、皂角灰各适量。

［用法］以枫树浆做膏,掺入皂角灰,贴脐部。

［主治］噎膈呕吐,小便不利。

［出处］《增广验方新编》

●偏方 10　艾姜膏

[处方] 艾叶、生姜、丝瓜藤各 30 克,葱白 60 克,食盐少许。

[用法] 将上药混合共捣烂如膏状,直接敷于脐孔内,外盖以敷料,胶布固定。每日换药 1 次。

[主治] 胃寒呕吐。

[出处] (民间验方)

●偏方 11　小半夏散

[处方] 半夏、生姜各适量。

[用法] 半夏研细末,与生姜共捣烂,敷脐。

[主治] 寒性呕吐。

[出处]《上海中医药》

●偏方 12　丁香胡椒膏

[处方] 丁香 5 克,胡椒 5 克,酒曲 3 个,生姜汁适量。

[用法] 诸药混合捣烂如膏备用。用时取药膏加黄酒适量,炒热,贴于脐孔上,覆以纱布,胶布固定。1 日 1 换。

[主治] 胃寒呕吐。

[出处] (中医验方)

●偏方 13　干姜朴桂膏

[处方] 干姜、厚朴、肉桂各 15 克,散阴膏 1 贴。

[用法] 将干姜、厚朴、肉桂混合共研成细末,贮瓶密封备用。用时取药末 3 克,加温开水调和成膏状,敷于脐孔内,外用散阴膏封贴。每 2～3 日换药 1 次。

[主治] 脾胃虚寒型呕吐。

[出处]《敷脐妙法治百病》

●偏方 14　萸姜饼

[处方] 炒吴萸 30 克,生姜 1 块,香葱 10 余根。

[用法] 上药共捣成饼,蒸热,敷于脐部,1 小时左右,呕吐可止。

[主治] 胃寒呕吐。

● **偏方 15　萸姜熨**

　　［处方］吴茱萸 12 克,良姜 15 克。

　　［用法］2 药研细末备用。用时将药末装入纱布包内,覆盖脐
　　　　　　上,并用暖水袋热熨之,每次熨 1~3 小时。

　　［主治］胃寒疼痛,恶心呕吐。

　　［出处］（民间验方）

● **偏方 16　葱头饼**

　　［处方］生葱头 1 握。

　　［用法］捣烂,放食盐少许,蒸熟成饼,敷脐中,外用纱布覆盖,
　　　　　　胶布固定。每日换药 1 次。

　　［主治］呕吐,痰涎清水,脘腹胀满。

　　［出处］（民间验方）

● **偏方 17　葱椒枯矾散**

　　［处方］大葱、胡椒、枯矾各适量。

　　［用法］把上药共捣烂,炒热,敷于脐部,外以纱布覆盖,胶布
　　　　　　固定。每日换药 1 次。

　　［主治］呕吐酸腐,脘腹胀满,嗳气厌食,苔厚腻,脉滑实。

　　［出处］《穴敷疗法聚方镜》

● **偏方 18　葱蛋饼**

　　［处方］鲜葱白 20 根,鸡蛋 2 个。

　　［用法］把鲜葱白洗净,切碎略捣出汁,放入碗内与鸡蛋(去
　　　　　　壳)搅拌均匀,放盐。热锅内放菜油少许,将 2 味药倒
　　　　　　入锅内煎成 7 平方厘米大饼 1 块,用纱布包裹,趁热
　　　　　　敷脐。

　　［主治］寒性呕吐。

　　［出处］（民间验方）

● **偏方 19　桑葱茶**

　　［处方］桑根皮、四季葱、茶叶各适量。

［用法］上3味药同捣烂,炒热,贴脐部。

［主治］欲呕而不呕,面发红,眼流泪。

［出处］《理瀹骈文》

● **偏方20 椒艾蚯皂散**

［处方］胡椒、艾叶、蚯蚓粪、皂角灰各适量。

［用法］上4味同研为散,以清油调,敷脐部。

［主治］寒呕。

［出处］《理瀹骈文》

● **偏方21 燕窝樟贴法**

［处方］燕子窝1只,樟树皮100克。

［用法］上2味同捣。症见有热,用茶炒;症见无热,用酒炒。
　　　　贴脐部。

［主治］呕恶。

［出处］《理瀹骈文》

● **偏方22 黄香草散**

［处方］大黄、丁香、甘草各等量。

［用法］上药共研细末,取药末30克,撒布于3张黑膏药中
　　　　间,敷贴于神阙、中脘、内关,以治热性呕吐。

［主治］呕吐实证。

［出处］《民间敷灸》

● **偏方23 椒蒜饼**

［处方］胡椒8克,大蒜数头。

［用法］将2味药同捣烂,做饼贴脐上。

［主治］胃寒食滞,恶心呕吐。

［出处］(民间验方)

● **偏方24 半夏阴阳水**

［处方］半夏、阴阳水(生熟水)。

［用法］将半夏研末,浸阴阳水,填脐中。

［主治］呕吐。

80

[出处]《理瀹骈文》

● **偏方 25　附姜熨**

[处方] 附片、炮姜、厚朴、半夏、陈皮、当归、川椒各 3 克。

[用法] 将以上诸药混合共碾成细末,在锅内炒热,用布包裹,趁热熨于脐上,药冷则再炒再熨,持续 40 分钟,每日 2～3 次。

[主治] 脾胃虚寒型呕吐。

[出处] (中医验方)

● **偏方 26　十滴水**

[处方] 十滴水。

[用法] 将十滴水几滴,滴在脐上,用纱布覆盖固定。

[主治] 中暑发痧,呕吐泄泻。

[出处]《敷脐疗法》

● **偏方 27　仙人掌敷脐法**

[处方] 仙人掌根 60 克。

[用法] 将仙人掌根捶烂,炒热(以不会熨伤皮肤为度)。敷脐周围。

[主治] 小儿吐泻。

[出处]《穴敷疗法聚方镜》

7．吐血

吐血是血从胃中经口吐出或呕出,血色多黯红,多夹有食物残渣,并常伴有脘胁胀闷疼痛的病症。

吐血的原因多由饮食失节,过食辛辣,胃中积热,或因情志失常,暴怒伤肝,肝气横逆,肝火犯胃,以致胃失和降,胃络受伤而吐血。此外,跌扑损伤,内脏病变,以及某些疾病发展过程中也会有吐血现象。

如果发生吐血,首先应当采取治疗措施予以止血,然后根据其不同发病原因辨证施治。

● **偏方 1 大黄糊**

[处方] 大黄 6 克,陈醋适量。

[用法] 将大黄碾成极细末,用醋调成糊状,敷于患者脐孔及脐孔周围,外加纱布覆盖,胶布固定。每天换药 1 次。

[主治] 胃热吐血,血色鲜红,口臭,大便秘结。

[出处] 《理瀹骈文》

● **偏方 2 小蓟糊**

[处方] 鲜小蓟 50 克。

[用法] 将上药打烂成糊,涂脐,纱布覆盖,胶布固定。每日用药 1 次,连用 3 日。

[主治] 血热吐血,色红量多。

[出处] 《家庭脐疗》

● **偏方 3 二蓟膏**

[处方] 大蓟、小蓟、茅根、大蒜各 10 克。

[用法] 上药共捣烂如膏,敷脐部。

[主治] 胃热呕血。

[出处] 《内病外治》

● **偏方 4 栀黄散**

[处方] 大黄、栀子各 20 克,米醋适量。

[用法] 将大黄和栀子研为细末,贮瓶备用。用时取药末适量,以米醋调成膏状,敷于患者肚脐上,盖以纱布,胶布固定。每日换药 1 次。

[主治] 肝火犯胃,吐血。

[出处] (民间验方)

● **偏方 5 百草霜止血方**

[处方] 百草霜 15 克,大蒜 1 头,鲜小蓟、鲜旱莲草各适量。

[用法] 先将鲜小蓟和旱莲草共捣烂取汁,再将大蒜捣烂如泥,然后将百草霜与蒜泥调和均匀,掺入小蓟、旱莲草鲜汁制成膏状,敷于患者的脐窝及双侧涌泉穴,外以

纱布覆盖,胶布固定。每日换药 2~3 次。

[主治] 吐血不止。

[出处] (中医验方)

●偏方6　蒜附泥

[处方] 大蒜、生附子各等量。

[用法] 生附子研细末,与大蒜同捣如烂泥状,贴脐和双涌
　　　　泉穴。

[主治] 咯血。

[出处]《穴敷疗法聚方镜》

8．呃逆

呃逆,是以气逆上冲,喉间呃呃连声,声短而频,令人不由
自主的一种病症。中医认为,本病的发病多因饮食不节,过食
生冷;情志抑郁,肝气犯胃,正气虚弱,中气虚损,胃阴不足;或
肾气不纳,命门火衰等因素,均可导致胃失和降、肾不纳气而气
逆上冲,动膈而作呃连声。

呃逆之证,有轻重程度之分,还有寒热、虚实之辨。呃逆轻
症,多偶发作,常可自行消失。重症为呃逆日久,持续不断;如
果在急慢性病的严重阶段发生呃不止时,则为危笃的预兆,预
后多不良。

●偏方1　三味止呃散

[处方] 芒硝、胡椒、朱砂各适量。

[用法] 将上药共研细末,外敷于脐部,覆以纱布,胶布固定,
　　　　一般 1 次而愈。

[主治] 呃声低沉无力,气不得续,面色苍白,手足不温,纳少
　　　　倦怠,头面冷汗出,舌淡苔白,脉沉弱。

[出处]《山东中医杂志》

●偏方2　丁姜蜜

[处方] 丁香 10 克,姜汁、蜂蜜各适量。

[用法] 混合捣烂成膏,贴于脐孔上,盖以纱布,胶布固定。每日换药1次,10次为1疗程。

[主治] 呃逆久发不愈。

[出处] (民间疗法)

●偏方3 久呃膏

[处方] 丁香、沉香、吴茱萸各15克,姜汁、蜂蜜各适量。

[用法] 将上药混合研为细末,加入姜汁、蜂蜜调和如膏状,敷于患者脐窝上,外加纱布覆盖,胶布固定。每日换药1次。

[主治] 呃逆日久,或病后呃逆不休,呃声短而频繁,舌淡苔白,脉沉细。

[出处]《中医药物贴脐疗法》

●偏方4 虚呃散

[处方] 肉桂、沉香、母丁香15克,食盐、麦麸各适量。

[用法] 将前3味药混合共碾成细末,取药末适量,填满脐孔,盖以纱布,胶布固定。再将食盐和麦麸混合,在锅内炒热,用布包好,趁热熨于肚脐处,冷后再炒热再熨。

[主治] 呃声沉细,喉间呃呃作声,声短促而气短,动则作呃更甚。

[出处]《中医药物贴脐疗法》

●偏方5 呃逆摩脐法

[处方] 摩脐法。

[用法] 用已搓热的手掌绕肚脐,从左到右,或从右到左,各按摩81下,至小腹处发热,可以立时止住呃逆,百般灵验。

[主治] 各种呃逆。

[出处]《气功与科学》

●偏方6 丁柿韭枳散

[处方] 丁香、柿蒂、韭菜子、枳壳各等量。

［用法］上药共压粉。取药粉 10 克,以醋调为膏,涂脐。

［主治］胃寒呃逆。

［出处］《家庭脐疗》

● **偏方 7　呃逆烟熏法**

［处方］香烟。

［用法］用点燃的香烟,放在距脐 1 厘米处进行熏灼,熏几分
　　　　钟,使局部皮肤有灼热感。

［主治］呃逆。

［出处］《浙江中医》

● **偏方 8　治呃逆初起方**

［处方］丁香油适量。

［用法］丁香油(西药房购取)。取药棉蘸丁香油,涂脐窝,每
　　　　天涂搽 2 ~ 3 次,每次反复摩擦 15 ~ 20 分钟。

［主治］呃逆初起。

［出处］《中医药物贴脐疗法》

● **偏方 9　丁香散**

［处方］公丁香、母丁香、刀豆壳、柿蒂、油官桂各 10 克,面粉
　　　　适量,黄酒适量。

［用法］将上 5 味中药混合研为细末,过筛后加入面粉适量拌
　　　　匀,再加入黄酒适量调和,使软硬适度,制成 2 个小圆
　　　　形药饼分别贴于脐中、肾俞穴上,盖以纱布贴紧固定。
　　　　每天换药 1 次,10 天为 1 疗程。

［主治］呃逆。

［出处］《中医脐疗大全》

9．腹痛

　　腹痛是指胃脘以下,耻骨毛际以上部位发生疼痛而言。临
床较为常见,可出现于多种疾病中。腹痛的病因很多,外感风、
寒、暑、湿,内伤饮食、劳倦,以及气滞血瘀,虫积,癥闭,积聚等

均可导致肝、胆、脾、肾、大肠、小肠、膀胱、胞宫等脏腑气机郁滞不通，气血运行不畅，或气血不足以温养，而产生腹痛。

中医脐疗法对于寒邪腹痛、虚寒腹痛、蛔虫性腹痛、盘肠气痛以及西医学肠梗阻、胆囊炎、胆结石引起的腹痛有满意的疗效。

● **偏方 1　隔物灸**

　[处方] 附子或生姜或蒜白头切片。

　[用法] 置肚脐上，上以艾炷灸之。每次 6 炷左右。

　[主治] 寒凝腹痛。

　[出处]《中药外治疗法》

● **偏方 2　热泥敷脐方**

　[处方] 热泥。

　[用法] 取热泥敷于脐腹部。隔日 1 次，每次 20 分钟。

　[主治] 虚寒性腹痛。

　[出处]《中华自然疗法》

● **偏方 3　羌姜葱熨腹法**

　[处方] 葱白 10 根，羌活、生姜各 30 克。

　[用法] 上药共研细末炒热，熨脐腹上，冷再炒换。

　[主治] 寒凝腹痛。

　[出处]《中药外治疗法》

● **偏方 4　硫磺萸蒜糊**

　[处方] 硫磺、吴茱萸各 6 克，大蒜适量。

　[用法] 前 2 味药研细末，加大蒜共捣烂，涂敷脐中。

　[主治] 腹痛。

　[出处]（民间验方）

● **偏方 5　椒丁萸辛熨**

　[处方] 川椒、公丁香、吴茱萸、细辛各适量。

　[用法] 上药为末，纳入脐中，取青盐 250 克炒烫，分装若干布袋，热熨脐周、中脘及疼痛处，盐袋冷则更换。若疼痛

剧烈,出冷汗者,加熨膻中、气海、脾俞、胃俞、大肠俞等穴。

[主治] 寒凝腹痛,虫痛,胃脘痛等。

[出处] 《中华自然疗法》

●偏方6 茴香食盐熨

[处方] 食盐 500 克,小茴香 30 克。

[用法] 上药炒热,取其半,装布袋内,摩熨脐腹部痛处,冷时再换其半。

[主治] 寒凝腹痛。

[出处] 《中药外治疗法》

●偏方7 丁桂硫蒜膏

[处方] 母丁香、肉桂各 6 克,硫磺 18 克,大蒜适量,麝香少许。

[用法] 将前 3 味药碾成细末,加入麝香再研匀,贮瓶密封备用。用时取药末 1.5 克,与大蒜共捣烂如膏状,敷于脐孔内,外用胶布封贴。每日换药 1 次。

[主治] 寒性腹痛。

[出处] 《敷脐妙法治百病》

●偏方8 胡椒散

[处方] 白胡椒 30 克,伤湿止痛膏 1 贴。

[用法] 将白胡椒研为细末,取药末适量,填满脐孔,外用伤湿止痛膏封贴。每日换药 1 次。

[主治] 寒性腹痛。

[出处] (民间验方)

●偏方9 吴萸茴香散

[处方] 吴萸 6 克,小茴香 5 克,黄酒适量。

[用法] 将吴萸和小茴香共研为细末,加入黄酒拌匀,在锅内炒热,与葱白共捣烂如膏状,贴敷于脐孔内,盖以纱布,胶布固定。

[主治] 寒性腹痛。

[出处]（民间验方）

● **偏方 10　枣矾椒葱膏**

[处方] 大枣（去核）1 枚，枯矾 6 克，胡椒（按患者年龄，每岁 1 粒），葱白（连根须，不去泥）17 厘米。

[用法] 诸药混合捣融如膏，取药膏约 2 厘米，贴敷脐中穴及中脘穴。盖以纱布，胶布固定，一般 3～4 小时即效。

[主治] 寒积腹痛。

[出处]《中医脐疗大全》

● **偏方 11　葱白熨法**

[处方] 葱白。

[用法] 切葱白如碗粗一束，高寸许，放脐上熨斗熨之，葱烂再易。

[主治] 腹痛。

[出处]《理瀹骈文》

● **偏方 12　香附盐姜熨**

[处方] 香附子 60 克，食盐 6 克，生姜 9 克。

[用法] 上药混合捣烂炒热，用布包成两个包，轮流熨脐及患处，冷则再炒再熨。

[主治] 气滞腹痛。

[出处]《中药外治疗法》

● **偏方 13　椒茴熨**

[处方] 花椒、茴香、盐各 30 克。

[用法] 上药共捣碎，以醋炒热，装入布袋，敷熨脐部。

[主治] 虚寒腹痛。

[出处]《中药外治疗法》

● **偏方 14　茴艾姜葱熨**

[处方] 茴香、艾叶、老姜各 9 克，葱头 1 个。

［用法］上药共捣烂炒热,敷脐或布包熨脐上。

［主治］寒凝腹痛。

［出处］《中药外治疗法》

● **偏方 15　苍子盐敷法**

［处方］山苍子 15 克,食盐少许。

［用法］上药共捣烂,敷脐部。

［主治］急性腹痛。

［出处］(中医验方)

● **偏方 16　葱椒熨法**

［处方］葱白、胡椒各适量。

［用法］上药 2 味,同捣,敷脐部,熨斗熨之。

［主治］受寒腹痛。

［出处］《理瀹骈文》

● **偏方 17　葱椒霜**

［处方］葱白、胡椒、百草霜各若干。

［用法］上 3 味药同捣为丸,纳脐中,外用布覆盖,加热熨之,
　　　　甚效。

［主治］寒性腹痛。

［出处］《理瀹骈文》

● **偏方 18　葱姜橘熨法**

［处方］葱白、生姜、橘皮各适量。

［用法］将橘皮研末,与葱、姜同捣,炒,熨脐部。

［主治］风寒腹痛。

［出处］《理瀹骈文》

● **偏方 19　姜附熨法**

［处方］鲜姜片、鲜附片各适量。

［用法］上药 2 味,炒热,熨脐部。

［主治］寒性腹痛。

［出处］《敷脐疗法》

● **偏方 20　大黄豆姜饼**

[处方] 大黄 25 克,巴豆 6 克,干姜 30 克。

[用法] 上药共研末,以面糊和匀,制为药饼,贴于脐中,以熨斗熨之。

[主治] 食停肠胃,冷热失调,腹胀及腹痛。

[出处]《中华自然疗法》

● **偏方 21　萸酒熨法**

[处方] 吴茱萸 750 克。

[用法] 将吴茱萸研末,用酒拌,蒸热,绢包,熨脐下,并用艾灸脐中及气海、关元各三五十壮。

[主治] 冷极腹痛,唇青,厥逆无脉,阴囊内缩。

[出处]《理瀹骈文》

● **偏方 22　暖脐膏**

[处方] 肉桂、丁香、白胡椒各适量。

[用法] 上药 3 味熬油,铅粉收膏,烘软,贴脐部。

[主治] 受寒腹痛,泄泻。

[出处]《上海中成药》

● **偏方 23　椒芥姜敷脐法**

[处方] 胡椒 2 克,白芥子 4 克,鲜生姜 30 克。

[用法] 将前 2 味药研为细末,和鲜生姜共捣一起,纱布包裹,敷神阙穴。

[主治] 虚寒性腹痛。

[出处]《中药外治法集要》

● **偏方 24　附姜萝卜膏**

[处方] 香附 30 克,鲜生姜、白萝卜各适量。

[用法] 香附烘干,研为细末。鲜生姜、白萝卜捣烂取汁,和药调成膏,纱布包裹,敷神阙穴、阿是穴,外盖铝纸,胶布固定。

[主治] 腹痛。

90

●偏方 25　隔附子饼灸

[处方] 艾绒 10 壮,附子饼 1 个。

[用法] 把附子饼用针刺针扎数孔,放在脐上,以艾灸之。每
次灸 5 ~ 10 壮,每日 1 ~ 2 次,痛止即停灸。

[主治] 虚寒性腹痛。

[出处]《中国民间疗法》

●偏方 26　鸡蛋合脐法

[处方] 鸡蛋数个。

[用法] 将鸡蛋煮熟,对切去黄,合在肚脐眼上,合久则愈。

[主治] 腹痛。

[出处] (民间验方)

●偏方 27　食盐熨

[处方] 食盐 250 克。

[用法] 将食盐在锅内炒热,用布包裹,趁热熨于脐上,盐冷则
再炒再熨,持续 40 分钟,每日 2 次。

[主治] 寒性腹痛。

[出处] (民间验方)

●偏方 28　葱姜饼悬灸法

[处方] 葱头(连须)、生姜汁各适量,艾条 1 支。

[用法] 将上药共捣烂成膏状,捏成药饼,贴于脐孔上,再点燃
艾条隔药悬灸 20 ~ 30 分钟,灸后盖上纱布,胶布固
定。每日贴药艾灸 1 次。

[主治] 寒性腹痛。

[出处] (民间验方)

●偏方 29　沉香术盐敷熨法

[处方] 沉香 30 克,白术 45 克,食盐适量。

[用法] 将沉香和白术共碾成细末,贮瓶备用。临用前先用温
开水洗净脐孔皮肤,趁湿将药末填满脐孔,外以纱布

覆盖,胶布固定,再将食盐炒热,用布包裹,熨于肚脐上。每天换药热熨 1 次。

[主治] 虚寒腹痛。

[出处] (中医验方)

● **偏方 30　姜豉膏**

[处方] 生姜 60 克,淡豆豉 18 克,连须葱头 3 根。

[用法] 将上药混合,共捣烂成稠膏状,在锅内炒至微热,旋即敷于脐上,盖以纱布,胶布固定。

[主治] 寒性腹痛。

[出处] (民间验方)

● **偏方 31　灶土葱白田螺膏**

[处方] 灶心土、葱白、田螺(烧灰)各适量。

[用法] 将上药混合共捣烂成膏状,敷于脐上,盖上纱布,胶布固定。

[主治] 寒性腹痛。

[出处] (民间验方)

● **偏方 32　醋艾敷法**

[处方] 艾叶 1 把,醋适量。

[用法] 将艾叶捣烂,加适量醋,炒热,外敷贴于神阙和天枢。

[主治] 脾胃虚寒,脘腹冷痛。

[出处] (民间验方)

● **偏方 33　腹痛灸法**

[处方] 食盐 5～10 克。

[用法] 将食盐研末,炒热后备用。用时将食盐末放脐内,厚约 0.3 厘米,上置艾炷灸之,灸至脐部有明显的烧灼感时,将艾炷压灭,再点燃 1 个艾炷灸之。如此反复 5～9 次。

[主治] 脘腹疼痛。

[出处] 《浙江中医》

●偏方 34　巴豆黄连灸

［处方］巴豆 7 个(去壳不去油)，黄连末 2 克。

［用法］上药混合捣烂如糊状，敷脐中，再用艾炷灸之。

［主治］寒凝食积，腹痛腹泻。

［出处］《简明医彀》

●偏方 35　吴萸蛇床散

［处方］吴萸 15 克，蛇床子 5 克。

［用法］将上药研末，醋调，敷脐，纱布包扎，令药性上达。

［主治］寒腹痛。

［出处］(民间验方)

●偏方 36　糯米粉熨法

［处方］糯米粉 30 克。

［用法］将糯米粉炒热，熨脐部。

［主治］脾胃虚寒，脘腹痛。

［出处］《理瀹骈文》

●偏方 37　参附姜桂散

［处方］人参、附子、肉桂、炮姜末各 10 克。

［用法］上 4 味研末，纳脐，外用布盖。

［主治］虚寒腹痛。

［出处］《理瀹骈文》

●偏方 38　芥子饼

［处方］白芥子、面粉各适量。

［用法］将芥子研末，和面粉，开水调拌成饼，贴敷脐部。

［主治］寒腹痛。

［出处］《理瀹骈文》

●偏方 39　灶心土熨脐法

［处方］灶心土适量。

［用法］将灶心土烧热或炒热，熨脐上。

［主治］虚寒腹痛。

［出处］《浙江中医药》

● **偏方 40　烧砖熨脐法**

［处方］烧砖 1 块。

［用法］将砖烧热,布包熨脐上。

［主治］虚寒腹痛。

［出处］《浙江中医药》

● **偏方 41　艾蛇鳖熨法**

［处方］艾叶、蛇床子各 30 克,生木鳖 2 枚。

［用法］将上药研末和匀,用布包裹,放脐部,以纸圈围定,熨
　　　　斗熨之。

［主治］胃寒痛,泄泻。

［出处］《医林》

● **偏方 42　皂角葛根浴**

［处方］大皂角、葛根各 500 克。

［用法］上药用水 1 担,熬 1 小时,倒入大缸中,再加入冷水若
　　　　干,使温度适当,患者没脐坐浴 2~3 小时,大便通
　　　　即愈。

［主治］气滞腹痛,适用于肠梗阻。

［出处］《中药外治疗法》

● **偏方 43　砂袋敷脐法**

［处方］日光砂适量。

［用法］腹部砂浴法,每日 1 次,每次 30 分钟。症状缓解后可
　　　　用脐腹部砂袋敷法。每日 1 次,每次 30 分钟。

［主治］虚寒性腹痛。

［出处］《中华自然疗法》

● **偏方 44　丁桂散**

［处方］丁香、肉桂各等量。

［用法］上药 2 味,共研为散,取 1 匙敷脐孔,布膏盖之。

［主治］寒腹痛。

●偏方45　二香葱熨法

　　［处方］丁香7枚,麝香少许,葱白3根。

　　［用法］先将丁香研粉,和葱白同捣,加麝香贴脐部,再熨之。

　　［主治］寒腹痛。

　　［出处］（中医验方）

●偏方46　接命丹

　　［处方］附子1枚,甘遂4.5克,甘草3克。

　　［用法］将附子挖空,入甘遂末、甘草末,以火酒煮,烘干研末,
　　　　　　纳脐中。

　　［主治］寒腹痛。

　　［出处］《理瀹骈文》

●偏方47　皮硝敷脐法

　　［处方］皮硝50克。

　　［用法］将皮硝打碎,装入布袋中,稍加水湿润,敷脐或兼敷痛
　　　　　　处,常规法固定。每日用药1次,连用5日。

　　［主治］食滞腹痛,湿热腹痛。

　　［出处］（民间验方）

●偏方48　阿魏二香膏

　　［处方］阿魏、木香、丁香各少许。

　　［用法］上药共研末,掺膏,贴脐眼。

　　［主治］腹绞痛。

　　［出处］《贵州民间方药集》

●偏方49　蜘蛛香散

　　［处方］蜘蛛香15克。

　　［用法］将蜘蛛香捣烂,研末,填脐中。每日1次。

　　［主治］腹痛。

　　［出处］（民间验方）

●偏方50　荜拨散

［处方］荜拨 50 克。

［用法］上药研细末,酒水各半煎干,搓成饼数个,外敷神
阙穴。

［主治］寒性腹痛。

［出处］《湖北中医》

● **偏方 51　暖腹散**

［处方］白胡椒 10 粒,吴茱萸 1.5 克,香附 1.5 克,炮干姜 1
克,公丁香 1 克。

［用法］诸药混合研为细末,瓶贮备用。用时,以脱脂棉薄裹
药末如球状,把药棉球填入脐中,以手按紧,使药棉球
陷进脐孔后壁,外加胶布贴牢。每日换药 1 次,直至
病愈方可停药。

［主治］寒凝腹痛。

［出处］《中医脐疗大全》

● **偏方 52　橘柚叶熨**

［处方］橘子叶、柚子叶各 500 克。

［用法］将橘子叶、柚子叶放锅内炒热,分成两份,用布包好,
趁热放脐上熨,冷则交替复炒,连熨数次。

［主治］寒性腹痛。

［出处］（中医验方）

● **偏方 53　姜附桂萸熨**

［处方］炮姜、附子、肉桂、吴茱萸各等量,麝香少许。

［用法］将上药共研细末,放脐内,上盖生姜片,以葱切成碗粗
一大束,扎好放姜上,熨斗熨之,或铁烙烙之,葱烂
再易。

［主治］阴症腹痛。

［出处］《理瀹骈文》

● **偏方 54　护脐丸**

［处方］胡椒 1.5 克,硫磺 3 克,黄蜡 3 克。

［用法］上药制成丸,取丸放脐内,外贴黑膏药。

［主治］腹痛。

［出处］《验方新编》

●偏方55　附子甘遂散

［处方］附子1个,甘遂末5克,蛇床子3克,麝香少许。

［用法］将前3味药以酒煮,烘干研末,加麝香纳脐。

［主治］虚寒腹痛。

［出处］《中药外治疗法》

●偏方56　祛寒止痛饼

［处方］附片80克,麻黄30克,葱白30克。

［用法］上药捣碎,酒炒成饼,热敷脐部,安睡半日。

［主治］寒凝腹痛。

［出处］《民间敷灸》

●偏方57　附香丸

［处方］附子1枚,麝香少许。

［用法］上药2味共研,水泛为丸,纳脐中,膏盖之。

［主治］寒腹痛。

［出处］《理瀹骈文》

●偏方58　消炎解痛膏

［处方］消炎解痛膏。

［用法］将消炎解痛膏贴脐部。

［主治］寒腹痛。

［出处］(中医验方)

●偏方59　药泥敷法

［处方］延胡索30克,炮姜、附子各15克,肉桂12克,艾叶
10克。

［用法］上药共研细,加入泥中调匀加热,制成泥饼,敷于脐腹
部。隔日1次,每次20分钟。

［主治］虚寒性腹痛。

● **偏方 60　姜桂散**

[处方] 炮姜、肉桂各等量,麝香膏 1 张。

[用法] 上药 2 味共研为散,掺麝香膏中,贴脐部。

[主治] 虚寒腹痛。

[出处]《理瀹骈文》

● **偏方 61　二姜丸**

[处方] 干姜、良姜、川乌、附子、吴茱萸、官桂各等份。

[用法] 上药共研末,醋调为丸,纳脐中。并可用麻油煎熬,黄丹收膏,用时掺川椒末,贴于脐部。

[主治] 脾胃虚寒,脘腹冷痛。

[出处]《理瀹骈文》

● **偏方 62　附椒面糊**

[处方] 附子 10 克,川椒 10 克,姜汁少许,面粉、盐适量。

[用法] 将附子、川椒捣研为末,加姜汁、面粉和盐,调匀,填脐部。

[主治] 中焦虚寒,脘腹冷痛。

[出处]《理瀹骈文》

● **偏方 63　消食散**

[处方] 厚朴、枳壳各等量。

[用法] 上药共研末,备用。每次取 2 克药粉,填于脐内,外贴胶布加以固定。每日换药 1 次,3 日为 1 疗程。

[主治] 食积气滞,脘腹胀痛。

[出处]《浙江中医》

● **偏方 64　两面针果敷脐法**

[处方] 两面针果 150 克。

[用法] 加热饭捣烂,敷肚脐。

[主治] 小儿腹冷痛。

[出处]《广西药物志》

98

●偏方 65　大黄石膏散

[处方] 大黄、生石膏各 30 克,桐油适量。

[用法] 将大黄、生石膏共碾成细末,贮瓶备用。用时取药末
适量,用桐油调和如膏状,直接敷于脐孔上,盖以纱
布,胶布固定。每日换药 1 次。

[主治] 实热腹痛。

[出处] (民间验方)

●偏方 66　降香散

[处方] 降香 30 克。

[用法] 将降香研为极细粉末,贮入瓶中密封备用。用时取药
末适量,以水调和成膏状,敷于脐孔上,以纱布覆盖,
胶布固定。每日换药 1 次,6 次为 1 疗程。

[主治] 瘀阻腹痛。

[出处] (民间验方)

●偏方 67　竹萸敷脐法

[处方] 竹叶、椒鲜叶、吴萸子各适量。

[用法] 上药捣烂,敷脐上。

[主治] 腹痛,腹胀。

[出处]《广西药物志》

●偏方 68　野菊饼

[处方] 野菊花茎叶适量。

[用法] 将野菊花同冷饭捣成饼,敷脐。

[主治] 热性腹痛。

[出处]《广西药物志》

●偏方 69　风油精

[处方] 风油精。

[用法] 将风油精数滴滴入肚脐眼,外用伤湿止痛膏或胶布
固定。

[主治] 寒性腹痛。

[出处]《大众中医药》

● **偏方 70　枳壳陈皮散**

[处方] 枳壳、陈皮等量。

[用法] 上药 2 味,共研为散,炒热熨脐部。

[主治] 脾胃气滞,痞满疼痛。

[出处]《理瀹骈文》

10. 腹胀

　　腹胀又称腹满。腹胀是指胃脘以下腹部自觉胀满,外观腹部膨满,叩之多呈鼓音。依病程长短有慢性和急性之分。慢性腹胀主要是慢性胃肠炎、肝炎等疾患致使胃肠功能紊乱,肠中食物消化不良腐败发酵,产生过多气体,气体排出不畅而生腹胀;急性腹胀多由于手术的麻醉药物或其他疾病影响了胃肠功能,而产生腹胀。中医认为腹胀的原因,有外受寒、热、湿等邪所侵,内则肝郁气滞、脾胃不和,致使食积、痰蕴、气滞大肠,传导失畅而引起腹胀。临床上用脐疗法除腹胀效果比较满意。

● **偏方 1　冰片麝香散**

[处方] 冰片 3 克,麝香 0.5 克,葱白 1 握,菜油 200 克。

[用法] 将冰片和麝香共研细末,纳入脐孔内,盖以薄纸片、棉球,外用胶布封贴,再用热水袋熨于肚脐处,每次 30~60 分钟,每天 2~3 次。同时配合内服葱油合剂(将葱白捣烂如泥,拌菜油,滤渣取油,蒸去油腥味),每次 5~10 毫升,每日 2~3 次。

[主治] 急性腹胀,阴寒内闭,腹满神昏。

[出处] (中医验方)

● **偏方 2　姜夏膏**

[处方] 法半夏 3 克。

[用法] 将法半夏研末,用姜汁调成膏状,贴脐部,纱布覆盖,胶布固定。

[主治] 寒湿中阻,气机阻滞,胸腹胀满,恶心呕吐。

[出处]《本草纲目》

●偏方3 冰片散

[处方] 冰片0.2克。

[用法] 将冰片研为细末,纳入神阙穴,胶布固定,并用松节油
(或热水袋)热敷,或艾卷灸15~30分钟。每日换药
1次。

[主治] 邪热郁结所致的腹胀、腹痛、苔干、舌红。

[出处]《湖南医药》

●偏方4 生姜熨

[处方] 生姜250克。

[用法] 将生姜切碎,分做两份,先取1份炒热,布包熨脐,凉
则换另1包。

[主治] 腹满,腹胀。

[出处]《肘后备急方》

●偏方5 拔罐法

[处方] 火罐。

[用法] 上、中腹胀,取中脘穴和脐;下腹胀取脐和关元穴。患
者取仰卧或坐位,术者左手拿火罐,右手持镊子夹住
燃烧的酒精棉球在罐内转一下,迅速将火罐扣在选好
的穴位上,留罐10~20分钟,每天1~3次。

[主治] 腹胀。

[出处]《辽宁中医杂志》

●偏方6 丁桂二白散

[处方] 白芥子、白胡椒各30克,公丁香、肉桂各10克。

[用法] 上药共研细末,将药分成3份,每次取1份,以醋调膏
敷脐。2小时换药1次。

[主治] 脾胃虚寒、气机失畅所致的腹胀痞满、四肢不温之症。

[出处]《河北中医》

●**偏方7　厚枳散**

[处方] 厚朴、枳壳各 1 克。

[用法] 上药研为细末,用姜汁或黄酒调,敷脐。每周换药
　　　　1 次。

[主治] 各种腹胀。

[出处]《辽宁中医杂志》

[说明] 肝胃不和者加香附 0.5 克;脾胃虚寒者加生姜汁调
　　　　膏;寒邪腹胀加生姜汁、葱汁调膏;郁症腹胀加柴胡
　　　　0.5 克;痰饮腹胀加香附、半夏、茯苓各 0.5 克,生姜
　　　　汁调膏。

●**偏方8　芒硝茴香散**

[处方] 芒硝 10 ~ 20 克,小茴香 1.5 ~ 3 克。

[用法] 上药共研细末,过筛,纱布包裹,敷神阙穴,胶布固定。
　　　　待大便通畅,腹胀即减或消失。

[主治] 腹胀。

[出处]《中医外治法集要》

[说明] 此方对新生儿腹胀亦有效果。

●**偏方9　良姜熨**

[处方] 高良姜、干姜各 45 克,荜拨 25 克,枳实 12 克。

[用法] 上药共研为粗末,加酒适量拌炒,分装数袋,趁热敷熨
　　　　于脐周、中脘、气海、涌泉等穴。

[主治] 寒积食滞,胃肠胀气,便秘。

[出处]《中华自然疗法》

●**偏方10　丁桂苍术散**

[处方] 公丁香、肉桂、苍术各适量。

[用法] 上药共研细粉,贴脐。

[主治] 腹胀,腹痛,纳差,大便异常。

[出处]《浙江中医杂志》

●**偏方11　附子散**

[处方] 附子、干姜、炙甘草、木香各等份。

[用法] 上药研为细末,用葱汁调糊,敷脐,外加热熨至痛止。

[主治] 寒邪腹胀。

[出处]《中医脐疗法》

● **偏方 12　朴枳槟榔散**

[处方] 厚朴、枳实、槟榔各适量。

[用法] 上药压粉,取药粉 2 克,以酒调为膏,敷脐,用纱布覆盖,胶布固定。每日换药 1 次。

[主治] 食积停聚所致的腹胀、便秘。

[出处]《家庭脐疗》

● **偏方 13　隔盐灸**

[处方] 细盐,艾炷。

[用法] 将细盐填脐内,隔盐灸脐 14 壮。

[主治] 腹部胀满。

[出处]《千金翼方》

● **偏方 14　艾荆叶熨**

[处方] 鲜艾叶、鲜牡荆嫩叶各 50 克,茶油 10 克,食盐少许。

[用法] 将鲜艾叶和鲜牡荆叶捣碎,放锅内加茶油和盐,用文火炒热,放纱布中包裹后置脐上,外以绷带固定,冷时取下,再炒热重复使用,连用 2～3 次。

[主治] 消化不良腹胀,术后腹胀。

[出处]《广西中医药》

● **偏方 15　桂萸膏**

[处方] 肉桂、吴茱萸各适量。

[用法] 上药共研极细末,过 20 目筛,将适量凡士林加热,药末渐倒入,调匀成膏即可。将药膏适量,涂于纱布中央,稍烘热后,对准脐部贴敷,一般术后即敷,24 小时换 1 次。

[主治] 阑尾切除术后肠功能紊乱。

［出处］《北京中医》

● **偏方 16　健脾调胃散**

［处方］桔梗、神曲、莲子、青皮、山药、木香各等量。

［用法］上药烘干,研为细末,过筛,敷神阙穴、中脘穴,外盖纱布,胶布固定。1 日 1 次,10 次为 1 疗程。

［主治］脾胃虚弱,纳呆腹胀。

［出处］《中医外治法集要》

11. 蛔虫病

蛔虫病是蛔虫寄生于人体的疾病。其发病常因食用生冷不洁食物所致,此外,小儿贪食甘肥,或食甜物太多,引起湿热久停成积,积久而生虫,蛔虫寄生于肠道,导致脾胃运化失常,气机郁滞,并出现脐腹阵痛,面部白斑,泛吐清涎等症状。若虫体上窜胆道,发生胁腹剧痛,而成蛔厥;若虫体集结或团阻于肠道,能引起肠梗阻。治疗以杀虫安蛔为主,若症属热象,伴有身热心烦,溲赤便秘者,配合清热药;若症属寒象,伴有手足不温,畏寒,溲清便溏者,配合温中药;若胁腹剧痛,汗出肢冷,脉沉弦者,配合缓急止痛药;若腹部攻撑,便秘而无矢气者,配合通里攻下药。

● **偏方 1　驱蛔糊**

［处方］白杨树皮、石蒜各 30 克。

［用法］上药共捣烂,敷脐部。每天换药 1 次,连用 3 天。

［主治］蛔虫腹痛。

［出处］《贵州民间方药集》

● **偏方 2　花椒楝皮膏**

［处方］花椒 15 克,贯众、苦楝皮各 30 克。

［用法］上药加水煎煮,去渣,将药汁浓缩成膏,外敷脐部。

［主治］蛔虫,腹痛。

［出处］《贵州民间方药集》

●偏方3 雄黄鸡蛋糊

[处方] 雄黄适量,鸡蛋1个。

[用法] 将雄黄研末,用鸡蛋清调成糊,敷贴脐部。

[主治] 虫积腹痛。

[出处]《上海中医》

●偏方4 熨脐法

[处方] 生香附末12克,皂荚2个(打碎),食盐45克,米醋300毫升。

[用法] 将香附、皂荚打碎研末,与食盐混合放入砂锅内炒热,炒至闻到香气时,把米醋加入药末内炒至极热,取出药末布包,扎紧袋口即成熨药包1个,放在脐上熨之。药冷再炒热,再熨之。每日1~2次,一般熨后20分钟有效。

[主治] 蛔虫梗阻所致的腹痛之症。

[出处]《中医脐疗大全》

●偏方5 葱蜜去蛔法

[处方] 火葱30克,蜂蜜15克。

[用法] 上药共捣烂,敷脐部。每日1次。

[主治] 虫积腹痛,便秘之症。

[出处] (民间验方)

[说明] 火葱又名细香葱,具有温通行滞之功。

●偏方6 树皮去蛔法

[处方] 梧桐树皮60克,吴萸树根皮15克。

[用法] 上药共捣烂,敷脐部。

[主治] 虫积腹痛。

[出处] (民间验方)

●偏方7 祛蛔糊

[处方] 槟榔10克,苦楝皮10克,使君肉6克。

[用法] 上药共研末,用水调成糊状,敷于脐上。

［主治］驱虫。

［出处］（民间验方）

12．泄泻

泄泻，是指排便次数增多，粪便稀薄，甚至泻出如水样粪便，一般无里急后重，粪便不夹杂脓血。本病一年四季均可发生，但以夏秋两季为多见。

泄泻的主要病变在于脾胃与大小肠，其致病原因，有感受外邪，饮食所伤，七情不合，脏腑虚弱及脾胃功能障碍等。

泄泻可分为寒泻、热泻、食滞泻、虚泻等。寒泻，症见大便清稀或如水样，腹痛肠鸣，形寒肢冷，喜热敷腹部；热泻，症见泻下急迫，热灼肛门，粪色黄褐甚臭，舌苔黄腻；食滞泻，多有饮食不洁或不节史，腹满胀痛，大便臭如败卵，嗳腐吞酸，恶闻食臭，泻后痛减；虚泻，症见大便时溏时泻，夹有不消化食物，神疲乏力，脉软形衰。

● 偏方1　寒泻散

［处方］白胡椒6粒，炮干姜1克，炒雄黄粉1克，肉桂1克，吴茱萸1克。

［用法］将药物共碾碎为极细粉末，以脱脂棉薄裹如小球状，用时将药棉球填入脐中，以手按紧，使药球紧贴脐孔后壁，外加胶布覆盖贴紧，贴后用手指在胶布上对准脐孔按下，使之贴牢。通常上午填药后，下午即止泻。过24小时后可揭掉药物。

［主治］寒湿泄泻，大便清稀或泻如水样，肚冷腹痛。

［出处］《中医药物贴脐疗法》

● 偏方2　丁茴散

［处方］丁香3克，大茴香6克，伤湿止痛膏1贴。

［用法］将丁香和大茴香共碾成细末，贮瓶备用。用时将患者脐孔用温开水洗净，取药末填满脐孔，外用伤湿止痛

膏封贴。每日换药 1 次。

[主治] 虚寒泄泻。

[出处] （民间验方）

●**偏方 3　术芷丁姜糊**

[处方] 白术、白芷各 5 克，丁香 3 克，生姜 10 克。

[用法] 将上药共捣如稠糊状，敷脐上 1 昼夜。

[主治] 虚寒泄泻。

[出处] （中医验方）

●**偏方 4　热泻散**

[处方] 车前子 9 克，滑石粉 6 克，甘草 3 克。

[用法] 上药共碾成细粉末，瓶贮密封备用。用时取药末适量，填满患者脐孔，外以纱布盖上，胶布固定。每天换药 1 次。

[主治] 湿热泄泻，大便泻下如注，腹部灼痛，大便色黄而臭，烦渴口干，小便短黄。

[出处] 《中医药物贴脐疗法》

●**偏方 5　热泻丸**

[处方] 大黄、木鳖仁、丁香各等量，陈醋适量。

[用法] 将诸药共碾成细末，以陈醋适量调药末如泥，捏成豌豆大药丸备用。用时取药丸 1 枚纳入患者脐孔中，以指按牢，外以胶布覆盖贴紧。待脐孔感到灼热发痒时，即可去掉。通常纳药 1 次泄泻即止。

[主治] 湿热泄泻。

[出处] 《中医药物贴脐疗法》

●**偏方 6　黄连良附散**

[处方] 黄连、香附、高良姜各等量。

[用法] 黄连、香附、良姜等比例捣汁填脐。

[主治] 腹痛胀满，大便泄泻。

[出处] 《民间敷灸》

- **偏方7　硫麻泥熨法**

　[处方] 硫磺 15 克,蓖麻仁 7 个(去壳)。

　[用法] 上 2 味药同捣如泥,每次取药泥 8 克左右,填入脐中令满,上盖毛巾,再用适温的熨斗外熨,每次熨 4 小时以上。

　[主治] 虚寒性腹泻。

　[出处]《杨氏家藏方》

- **偏方8　葱盐熨**

　[处方] 大葱 100 克,食盐适量。

　[用法] 将大葱切碎,和食盐混合拌匀,在锅内炒热,用布包裹,趁热熨于脐上,药冷则更换新炒热药,持续 40 ~ 60 分钟,每日 3 ~ 4 次。

　[主治] 寒泻。

　[出处] (民间验方)

- **偏方9　胡椒饭团饼**

　[处方] 胡椒 30 克,饭团适量。

　[用法] 将胡椒研为细末,贮瓶密封备用。用时取药末 3 ~ 9 克,和饭团混合均匀,做一圆饼,贴于脐孔上,盖上敷料,胶布固定。每日换药 1 次。

　[主治] 寒湿泄泻,腹痛肠鸣。

　[出处] (民间验方)

- **偏方10　糯米酒盐敷脐法**

　[处方] 糯米、酒糟、盐各适量。

　[用法] 上药调和均匀,炒热,敷脐。

　[主治] 脘腹冷痛,泄泻清稀,不思饮食。

　[出处] (民间验方)

- **偏方11　艾绒饼**

　[处方] 艾绒 6 克。

　[用法] 艾绒用酒拌匀炒热,制成饼状,趁热敷脐部,外用热水

袋熨之。1日熨敷2次,一般治疗1次即愈。

[主治] 寒凝腹痛,泄泻。

[出处] (民间验方)

●偏方12　丁桂散

[处方] 丁香、肉桂、甘松各10克。

[用法] 将上药研末备用,用时将药末与适量面粉和匀,用温水和成药饼,在饼上针刺数孔,按脐上。再做鸡蛋大小艾炷3~5个,置于药饼上温灸。

[主治] 脾胃虚寒,慢性腹泻。

[出处] (民间验方)

●偏方13　五倍子散

[处方] 五倍子30克,伤湿止痛膏1贴。

[用法] 将五倍子研成极细粉末,贮瓶备用。用时取药末2克,以温开水调成糊状,敷于脐孔内,外用伤湿止痛膏封贴。每日换药1次。

[主治] 久泻不止。

[出处] (民间验方)

●偏方14　清凉油

[处方] 清凉油(成药)。

[用法] 用清凉油擦脐部。

[主治] 暑湿腹泻。

[出处] (民间验方)

●偏方15　大蒜敷法

[处方] 大蒜适量。

[用法] 将大蒜捣烂,敷贴脐部,并贴两足心。

[主治] 泄泻,急慢性肠炎。

[出处] 《本草纲目》

●偏方16　牵牛子糊

[处方] 牵牛子7粒。

[用法] 将牵牛子捣碎,用温开水调成糊状,临睡前敷脐内,纱布覆盖,胶布固定。

[主治] 小儿食积,腹胀,腹泻。

[出处] (民间验方)

● 偏方 17　十滴水艾敷法

[处方] 十滴水,艾绒。

[用法] 取艾绒少许,放在金属小盒内,用酒精灯温火加热之后加适量十滴水,搅拌均匀,继续加温,1～2分钟后用手取艾绒,挤压到不滴水、不烫手程度,放在患者神阙穴上,胶布固定,24小时取下。

[主治] 外感暑湿,腹痛腹泻。

[出处] (民间验方)

● 偏方 18　石榴皮敷脐法

[处方] 鲜石榴果皮30克。

[用法] 将石榴果皮捣成泥状,敷于脐部,外盖铝纸或纱布,胶布固定。24小时换药1次。

[主治] 久泻。

[出处]《穴敷疗法聚方镜》

13. 胃痛

胃痛又称"胃脘痛",是一种胃脘部经常发生疼痛的反复发作性病症。造成本病的原因有长期饮食不规则,饥饱失常,或饮食不洁,多吃辛辣,过食生冷等损伤脾胃;或情志失常,肝郁气滞,气机逆乱,伤及脾胃;或脾胃虚弱,中阳不运,寒从内生而致病。每因过度疲劳,饮食失节,精神紧张,气候变化而发作。治疗以理气、和胃、止痛为主。

● 偏方 1　蜈蚣五神膏

[处方] 蜈蚣2条,五神膏。

[用法] 先取五神膏摊于两块纱布中央,将蜈蚣2条研末掺五

110

神膏上,分别贴于脐孔、中脘穴,外以胶布固定。每日换药 1 次,5 日为 1 疗程。

[主治] 胃脘疼痛。

[出处] (中医验方)

●偏方 2　香附良姜饼

[处方] 香附、高良姜各等量,蜂蜜适量。

[用法] 将前 2 味药混合研为细末,过筛后,加入蜂蜜调和,制成药饼,分别贴于脐中穴、中脘穴上,盖以纱布,胶布固定。每日换药 1 次,10 日为 1 疗程。

[主治] 虚寒胃痛。

[出处] (中医验方)

●偏方 3　细辛食盐熨

[处方] 细辛、食盐各适量。

[用法] 将细辛研为极细粉末,装瓶备用。用时取药末适量,用温开水调和成膏状,直接敷于脐内,盖以纱布,胶布固定。再将食盐炒热,用布包裹,趁热熨于肚脐处。

[主治] 寒性胃痛。

[出处] (民间验方)

●偏方 4　木香食盐熨

[处方] 木香 30 克,食盐 250 克。

[用法] 将木香研成细末,取少量药末加水调和,填满脐孔,纱布覆盖,胶布固定。再将食盐炒热,用布包好,趁热熨于肚脐处。每日换药热熨 1 次。

[主治] 寒性胃痛。

[出处] (民间验方)

●偏方 5　脐罐法

[处方] 火罐 1 只。

[用法] 在脐部拔火罐。每次 10～15 分钟,每日 1～2 次。

[主治] 虚寒性胃痛。

[出处]《上海针灸杂志》

● **偏方 6　葱姜熨**

[处方] 鲜生姜 120 克,大葱白 120 克,小麦麸 500 克,黄酒 250 克。

[用法] 先将葱姜切碎,与麦麸合在一起,用黄酒拌匀,分作两份,用煮沸消毒的白细布两块,分别包好,放锅内蒸热。用干净毛巾或白布叠数层铺肚脐上,然后取 1 包趁热罨布上熨之,冷则另换 1 包。如此再蒸再换,交替罨熨,以腹内感觉舒适为止。

[主治] 寒凝胃痛,胃痛剧烈,四肢发冷。

[出处]《中药外治疗法》

● **偏方 7　芷麦膏**

[处方] 白芷 60 克,小麦面粉 15 克。

[用法] 将白芷烘干,研细末,过筛,与面粉调均匀,再与生姜汁或醋调成膏,纱布包裹,敷神阙穴。

[主治] 寒性胃腹痛。

[出处]《中医外治法集要》

● **偏方 8　吴萸竹椒熨**

[处方] 吴萸、竹叶、椒叶各 30 克。

[用法] 将竹叶和椒叶切碎,与吴萸(碾成粗末)混合拌匀,在锅内炒热,用布包裹,趁热熨于肚脐处。外用绷带包扎固定。每日换药 1 次。

[主治] 寒性胃痛。

[出处](民间验方)

● **偏方 9　仙人掌糊**

[处方] 仙人掌适量。

[用法] 将仙人掌去刺捣烂,纱布包裹,敷神阙穴,胶布固定。

[主治] 热性胃痛,胃痛干呕。

[出处]《中医外治法集要》

●偏方 10　胃痛散

[处方] 青皮、川楝子、吴萸、元胡各 12 克。

[用法] 将以上诸药共碾成细末,加少量水调湿,填满脐孔,盖以纱布,胶布固定。每日换药 1 次。

[主治] 气滞胃痛,两胁胀满,苔薄,脉弦。

[出处] (中医验方)

●偏方 11　艾敷法

[处方] 艾叶适量。

[用法] 将艾叶揉碎成艾绒,连同碎末,用酒炒热,纱布包裹,敷神阙穴,直至痛缓为止(外加热水袋熨之更妙)。

[主治] 寒性胃痛。

[出处] 《中医外治法集要》

●偏方 12　皂角香附散

[处方] 皂角 15 克,香附 30 克,食盐 90 克,生姜、葱白各适量。

[用法] 将皂角、香附碾成粗末,与生姜葱白共捣烂,再加入食盐均匀混合,在锅内炒热,用布包裹,趁热敷于脐部,外用绷带包扎固定。每日换药 1 次。

[主治] 气滞胃痛,胃痛日久,食后胀满。

[出处] (中医验方)

14．胃下垂

胃下垂多由于禀赋薄弱,或因病致虚,使脾胃不健,升提失司,而致虚损下坠。患者消瘦,乏力,纳呆,恶心呕吐,嗳气,便溏或便秘,胸脘胀闷不舒,食后更甚,平卧时症状减轻。部分患者可同时见到其他脏器下垂。

●偏方 1　艾灸法

[处方] 艾条 1 支,生姜 1 片。

[用法] 先将生姜片扎数孔,放置脐上,用艾条悬脐灸之,每日 1 次,每次 30 分钟。

[主治] 胃下垂。

[出处]《中医脐疗大全》

● **偏方 2　麻仁五倍熨法**

[处方] 蓖麻仁 10 克,五倍子 5 克。

[用法] 将五倍子研为细末,和蓖麻仁共捣如泥状,敷于脐上,
外盖敷料,胶布固定。每天早、中、晚用热水袋放在脐
处热熨,每次 30～60 分钟,每 4 日换药 1 次,4～6 日
为 1 疗程。

[主治] 胃下垂。

[出处](民间验方)

[说明] 孕妇和吐血者忌用。

● **偏方 3　热熨法**

[处方] 生黄芪、党参、山萸肉各 100 克,吴萸、干姜各 30 克,
升麻、柴胡各 20 克。

[用法] 取上药一半,炒热或蒸热,装布袋外熨脐部,药凉则以
另一半药加温替用。每日 1～2 次,每次 20 分钟。

[主治] 胃下垂。

[出处](经验方)

15. 臌胀

　　臌胀,是根据腹部臌胀如鼓而命名。临床上以腹胀大,皮
色苍黄,脉络暴露为特征。多由黄疸、积聚失治,或感染血吸
虫,使气血瘀积,水液停潴而成。相当于现代医学的肝硬化、腹
腔内肿瘤、结核性腹膜炎而致的腹水。

　　本病的病机由于本虚标实,虚实夹杂,故治疗应注意攻补
兼施,补虚不忘实,泄实不忘虚。

● **偏方 1　利水消臌膏**

[处方] 甘遂、雄黄各 3 克,麝香 0.5 克,田螺 1 只(去壳)。

[用法] 将甘遂、雄黄共碾成细粉末,加入活田螺捣烂如膏,麝

香另研。先取麝香0.15克填入患者脐孔中央,再以药膏摊敷在脐眼上,外以纱布覆盖,胶布固定。每天换药1次,待小便通畅,大便亦下,脐孔作痒时去掉敷药。

[主治] 一切臌胀,腹胀饱满,小便不通。

[出处]《中医药物贴脐疗法》

● **偏方2　五子消臌散**

[处方] 白芥子、苏子、莱菔子、香附子、山楂子各等量。

[用法] 将上药混合,放入砂锅中炒过,共碾成细粉末。用时取药末适量用脱脂药棉薄裹如小球状,把药棉球填入患者脐孔中,外用胶布贴紧。每天换药1次。待脐孔有灼热感或发痒时,则去掉药物,宜反复进行换药,直至臌胀消失为止。

[主治] 臌胀、痰食结胸,气隔噎塞,腹胀如鼓,呃逆频作,舌苔白腻,脉弦。

[出处]《中医药物贴脐疗法》

● **偏方3　臌胀散**

[处方] 巴豆霜、广木香、甘遂各等量。

[用法] 诸药混合研为细末,过筛,瓶贮密封备用。每次取药末5～10克,放入脐孔中心,以纱布覆盖,胶布固定。每天换药1次,10天为1疗程。

[主治] 腹水坚满,脘腹撑急疼痛,小便短涩,大便秘结。

[出处]《中医药物贴脐疗法》

● **偏方4　驱臌膏**

[处方] 大蒜头、车前子各15克。

[用法] 上药共捣烂,敷脐上,用布包扎,1日换药1次。

[主治] 腹水臌胀。

[出处]《理瀹骈文》

● **偏方5　葱蒜膏**

[处方] 大蒜 30 克,葱 30 根。

[用法] 将大蒜和葱放在砂锅内熬,去渣,再熬成膏,把膏摊布上,贴肚脐,1 日 1 换。

[主治] 气臌。

[出处] 《常见病验方研究参考资料》

● 偏方 6　百草膏

[处方] 山野百草辛香者 1 大把。

[用法] 取上药煎浓汤两三锅,大盆盛之,单被遮盖,避风,熏洗全身,并熬膏贴脐部。

[主治] 水肿臌胀。

[出处] 《理瀹骈文》

● 偏方 7　蒜螺车前膏

[处方] 大蒜、田螺、车前子各等量。

[用法] 将前 2 味药捣碎,与车前子共入锅中加水少许,熬成膏,敷肚脐上。

[主治] 腹水臌胀。

[出处] (民间验方)

● 偏方 8　甘遂散

[处方] 甘遂粉 2 克。

[用法] 取甘遂粉 2 克填脐内,外贴胶布固定。一般贴 12 ~ 24 小时去药。

[主治] 肝硬化腹水。

[出处] (民间验方)

[说明] 甘遂为峻下之品,能荡涤五脏六腑,开通闭塞,利水谷道,具有逐水退肿之功,可治肝硬化腹水体质尚壮实者,若病人正气已虚,不可贸然用之。

● 偏方 9　治癌症腹水膏

[处方] 白芥子 10 粒,白胡椒 10 粒,麝香 0.3 克。

[用法] 将前 2 味药研细末,与麝香 0.3 克混合,用蒸馏水调

成膏,贴于脐中。

[主治] 癌症腹水。

[出处]《民间敷灸》

● **偏方 10　甘遂葱白糊**

[处方] 甘遂、葱白各适量。

[用法] 将甘遂研为细末,与葱白同捣烂,敷脐部。

[主治] 肝硬化腹水。

[出处]《赤脚医生》

[说明] 甘遂峻下逐水,力强效佳,治肝硬化腹水体质尚壮
实者。

● **偏方 11　麝香甘遂糊**

[处方] 麝香 1.5 克,肉桂 5 克,甘遂 12 克,轻粉 2 克,蝼蛄
5 只。

[用法] 上 5 味均研细末,加入陈酒拌匀成糊,贴脐部。

[主治] 肝硬化腹水。

[出处]（中医验方）

● **偏方 12　逐水膏**

[处方] 甘遂、大戟、蝼蛄、车前子、黑白丑、芫花各适量。

[用法] 上药共研细末,敷脐上,并贴以膏药。

[主治] 臌胀。

[出处]《周小农医案》

[说明] 体虚患者慎用或禁用。

● **偏方 13　蕹菜番薯叶膏**

[处方] 蕹菜嫩叶、番薯嫩叶各 15 克,红糖 15 克。

[用法] 将上药共捣烂如膏状,敷于脐部,盖以纱布,胶布固
定。每天换药 1 次,10 次为 1 疗程。

[主治] 肝硬化腹水,面色晦暗。

[出处]（中医验方）

● **偏方 14　皂角膏**

[处方] 皂角 7 个。

[用法] 将皂角研为细末,用蜂蜜调成糊膏状,贴脐部。

[主治] 臌胀,腹满。

[出处] (中医验方)

●偏方 15 吴萸散

[处方] 吴茱萸 15 克。

[用法] 将吴茱萸研末,炒热,敷脐部。

[主治] 臌胀肢冷,胸胁胀满。

[出处] 《穴敷疗法聚方镜》

●偏方 16 马蹄草麝香糊

[处方] 马蹄草适量,麝香少许。

[用法] 将上药共捣烂,敷脐部,盖以纱布,胶布固定。每日
1 次。

[主治] 癌症晚期,腹水少尿,腹胀如鼓,腹壁青筋暴露。

[出处] 《四川中医》

●偏方 17 葱白芒硝外敷法

[处方] 新鲜葱白 10 根,芒硝 10 克。

[用法] 将上药共捣如泥,把药泥敷于神阙穴上,上盖塑料薄
膜及纱布,用胶布固定,1 日 1 次。天冷时宜将本药加
温后再敷。

[主治] 各种原因所致的腹水。

[出处] 《浙江中医杂志》

●偏方 18 轻磺巴豆散

[处方] 轻粉 6 克,硫磺 3 克,巴豆 120 克。

[用法] 巴豆(去壳不去油)、轻粉、硫磺共研细末,做成饼状,
装入布袋中。先用 75% 酒精消毒神阙穴,用薄脱脂棉
盖在脐上,然后将药袋敷上,贴上胶布或用绷带缚好。
敷药后 2 天内,脐周可出现丘疹或小水泡,可用龙胆
紫外涂,再扑上滑石粉。

［主治］寒湿臌胀,腹大如箕。

［出处］《常见病验方研究参考资料》

16. 便秘

便秘是指大便秘结不通,排便时间延长,或虽不延长但排便困难,多兼腹满胀痛。便秘是由大肠传导功能失常,粪便在肠道停留过久,水分被吸收,而致粪便干燥坚硬。

中医认为,本病的发生多由嗜食辛辣厚味,肠胃燥热;或因热病伤津、忧虑过度、久坐少动等,以致气滞不行,气血不足,伤津耗液,使肠道津液和阴液虚亏,腑气传导失职所致。

● 偏方1　黄芪皂角大黄膏

［处方］黄芪30克,皂角12克,大黄10克。

［用法］将以上诸药混合共研成细末,贮瓶备用。用时取药末适量,以蜂蜜调和成膏状,敷于脐孔内,外用敷料覆盖,胶布固定。每日换药1次。

［主治］气虚便秘。

［出处］(中医验方)

● 偏方2　螺盐敷脐法

［处方］活田螺(去壳)4~5只,食盐4~5粒。

［用法］上药共碾碎为细末,敷脐上,外敷以纱布,胶布固定。1小时后去除。

［主治］热结便秘。

［出处］(民间验方)

● 偏方3　杏仁葱盐膏

［处方］杏仁、葱白、盐各适量。

［用法］上药共研成膏状。涂脐上,并涂于手心。

［主治］便秘腹胀。

［出处］《药治通义》

● 偏方4　葱椒饼

[处方] 连根葱白 1 握,胡椒 50 粒,轻粉少许。

[用法] 前 2 味药捣细做饼,焙热,加入轻粉。罨脐。

[主治] 便秘。

[出处] 《仁斋直指方》

● **偏方 5　皂黄散**

[处方] 皂角、大黄各适量。

[用法] 上药 2 味共研为细末,罨于脐部。

[主治] 大便秘结,腹满疼痛。

[出处] 《理瀹骈文》

● **偏方 6　枳实盐熨法**

[处方] 枳实 15 克,麸皮 500 克,盐 100 克。

[用法] 上药共合炒热,布包熨脐部,每次熨 2 小时。

[主治] 便秘腹胀。

[出处] (民间验方)

● **偏方 7　麝香蜗牛糊**

[处方] 蜗牛 1 只,麝香 0.15 克。

[用法] 将上药共捣如糊状,敷脐内。

[主治] 热秘,大便干结,身热心烦,口干口臭。

[出处] (民间验方)

● **偏方 8　硝黄滴剂**

[处方] 生大黄 10 克,芒硝 7 克。

[用法] 上药共用水煎浓汁,放凉,一滴滴将药汁滴入脐中即可。

[主治] 热秘,大便干结,面红身热,口干口臭。

[出处] (民间验方)

● **偏方 9　硝黄皂角汤**

[处方] 大黄、芒硝、皂角各 15 克。

[用法] 上药 3 味煎汤抹脐腹部;再用硝石末掺清阳膏中,贴脐部。

［主治］热结便秘。

［出处］《理瀹骈文》

● **偏方 10　皂蒜敷法**

［处方］皂荚子 150 克,大蒜 5 头。

［用法］上药 2 味同捣,敷脐部。

［主治］便秘。

［出处］《本草纲目》

● **偏方 11　大黄粉**

［处方］大黄粉 10 克。

［用法］上药加白酒适量调成糊状,放于神阙,纱布覆盖固定,
热水袋热敷 10 分钟,每日 1 次。

［主治］小儿热结便秘。

［出处］(民间验方)

● **偏方 12　当归大黄膏**

［处方］当归 60 克,大黄 30 克,芒硝、甘草各 1.5 克。

［用法］上药熬膏贴脐上。

［主治］热结或食积便秘。

［出处］(民间验方)

● **偏方 13　便秘饼**

［处方］葱白 50 克(连须洗净),生姜 30 克,食盐 15 克,淡豆
豉 6 克。

［用法］上药混合一处捣烂制成药饼,将药饼放火上烘热,敷
于脐上,用绷带固定,冷后烘热再敷之,一般 12 ~ 24
小时气通自愈。

［主治］寒积便秘,腹中冷痛,四肢不温。

［出处］《穴位贴药疗法》

● **偏方 14　葱艾饼**

［处方］葱、艾适量。

［用法］葱捣烂做成饼,敷贴脐中,然后用艾条温灸。

［主治］寒积便秘,腹中冷痛。

［出处］（民间验方）

●**偏方15　巴豆黄连饼**

［处方］巴豆(并取有)少许,黄连15克。

［用法］上药2味捣做饼子,先滴葱盐汁在脐内,安饼于上,灸
　　　　14壮,取利为度。

［主治］寒积便秘。

［出处］《和剂局方》

●**偏方16　黄莱膏**

［处方］大黄10克,莱菔子12克,葱头、食盐各适量。

［用法］将大黄、莱菔子共碾成细末,与葱头、食盐共捣烂如膏
　　　　状,在锅内炒热,敷于脐上,盖以纱布,胶布固定。每
　　　　天换药1次。

［主治］大便秘结,腹满胀痛。

［出处］（民间验方）

17. 积聚

　　积聚,是以腹内结块,或疼胀为主症的一种病症。积,是腹
内发生有形的积块,固定不移,痛有定处,病在血分,病情较重。
聚,是腹内常无明显痞块,腹中胀气时聚时散,病无定处,病在
气分,病情较轻。

　　中医认为,本病的发生多因情志郁结,饮食所伤,寒湿蕴
聚,以及久病体虚,以致肝脾受损,脏腑失和,气机阻滞,痰凝血
瘀,日久而成积聚。治疗以疏肝理气,行气消聚为主要原则。

●**偏方1　水红花膏**

［处方］水红花或其种子50克,阿魏30克,樟脑10克。

［用法］将水红花或其种子捣碎,水煎浓汁,加入阿魏樟脑粉,
　　　　熬稠成膏,取膏适量,用厚布摊膏药,分贴脐部,肝脾
　　　　肿块处,外以胶布固定。贴至脐部发痒时,揭掉膏药,

休息 1～2 天,皮肤不痒时,再更换贴 1 次。频贴频
换,则痞块逐渐缩小而消失。

[主治] 腹部痞块,两胁胀痛。

[出处]《中医药物贴脐疗法》

● **偏方 2　朴硝蒜头阿魏饼**

[处方] 朴硝、独蒜头、阿魏各等量。

[用法] 诸药混合捣至极融,制成药饼 2 个,1 个贴于脐窝上,
另 1 个贴于痞块表面上,盖以纱布,胶布固定。每隔 3
日换药 1 次,至愈为度。

[主治] 肝脾肿大,胁下疼痛。

[出处] (中医验方)

● **偏方 3　皮硝巴豆膏**

[处方] 皮硝 6 克,生栀子、巴豆、杏仁、葱根各 7 个,独头蒜 1
枚,白面 1 撮,白酒 1 盅。

[用法] 上药共捣烂,调匀,加酵母 10 克,敷脐部,纱布包扎,
胶布固定,1 昼夜取下,1 周后再敷。一般敷药 3～5
次即可。

[主治] 脾肿大,胁腹胀满。

[出处]《山东中医学院学报》

● **偏方 4　消肿膏**

[处方] 云南白药 1 克,阿魏 1.5 克(研末)。

[用法] 将上药混合填入脐内,外以胶布固定,隔日换药 1 次。

[主治] 脾肿大。

[出处]《脐疗》

● **偏方 5　鳖鱼苋菜膏**

[处方] 鳖鱼 1 只,苋菜 1000 克。

[用法] 将苋菜煎水浓缩,再与鳖鱼熬成浓膏。取适量摊在纸
上或纱布上,贴于脐眼或痛处,用胶布固定。

[主治] 脘腹痞块,由软渐硬,疼痛日甚,或伴衄血、消瘦。

123

[出处]《中国民间疗法》

● **偏方6　麝香芥椒膏**

[处方]白芥子10粒,白胡椒5粒,麝香0.3克。

[用法]先将白芥子和白胡椒研细末,与麝香混匀,用蒸馏水调成膏状,填入脐中,纱布覆盖,胶布固定。

[主治]脘胁痞满胀痛。

[出处]《民间敷灸》

● **偏方7　阿魏硼砂散**

[处方]阿魏、硼砂各31克。

[用法]共研细末,用白酒适量调和,敷脐,用纱布覆盖,绷带捆扎固定。3日换药1次。

[主治]胁部痞块,疼痛,衄血,消瘦,舌紫有瘀斑,脉弦滑。

[出处]《中国民间疗法》

● **偏方8　铁棒捶南星膏**

[处方]铁棒捶1克,天南星0.6克。

[用法]上药共研细末,摊在膏药上,贴于脐部,外以纱布覆盖,胶布固定。每2日换药1次。

[主治]腹部积块明显,硬痛不移,纳减乏力,舌苔薄,边黯或质紫或见瘀点,脉细涩。

[出处]《陕西草药》

● **偏方9　麝香敷法**

[处方]麝香0.3克,马蹄草250克。

[用法]脐部按常规消毒后,将麝香0.3克置于脐中,用胶布贴盖,再将马蹄草250克洗净切碎,加白酒少许,炒至不烫手为度,敷于其外,或日敷夜去,或夜敷日去。

[主治]脘腹胀大坚满,胁下痞结,面色晦暗。

● **偏方10　蒜鳖黄丹饼**

[处方]独头蒜1枚(去皮),番木鳖3克(焙干研末),黄丹3克。

［用法］将上药放在一起捣融后,制成直径约 4 厘米大的药饼
2 个备用。取药饼 1 个贴于脐中,1 个贴于肿块表面,
纱布覆盖,胶布固定。待口中有蒜气出,揭去药物,痞
块、气块可逐渐消减。每隔 3 日贴 1 次。

［主治］肝脾肿大,或肝内结块,胁下疼痛难忍。

［出处］(民间验方)

● **偏方 11　消积散**

［处方］莪术、三棱、川芎、赤芍、当归各 6 克,米醋适量。

［用法］将诸药混合研为细末,过筛后,装入瓶中,密封备用。
用时取药末 10 ～ 15 克,以米醋调和成厚膏,将药膏适
量敷布于脐中和痞块局部,盖以纱布,胶布固定。一
般 2 日换药 1 次,10 日为 1 个疗程。

［主治］腹中痞块坚硬胀痛。

［出处］《中医脐疗大全》

● **偏方 12　加味三子散**

［处方］苏子、白芥子、莱菔子、香附、山楂核各 15 克,七宝膏
药肉适量。

［用法］将前 5 味药混合共碾成细末,贮瓶密封备用。用时将
七宝膏药肉置水浴上溶化,加入适量药末,搅匀,分摊
于布上,每贴重 20 ～ 25 克,贴于脐上,每 3 日更换 1
次,5 次为 1 疗程。

［主治］积聚,痰凝瘀阻所致的肝脾肿大及腹腔肿瘤。

［出处］(中医验方)

［说明］如无七宝膏可用淡水膏代之。

18．水肿

水肿,是指体内水液潴留,泛滥肌肤,引起目睑、头面、四肢,
甚至全身浮肿。严重者伴有胸水、腹水等症状。中医认为,水肿
的发病与肺、脾、肾功能失常有关。若外邪侵袭,饮食起居失常,

或劳倦内伤,均可导致肺不通调,脾失转输,肾失开合,终至膀胱气化无权,三焦水道失畅,水液停聚,泛滥肌肤,而成水肿。

现代医学的急慢性肾炎、充血性心力衰竭、肝硬化、内分泌失调及营养障碍等疾病所出现的水肿,可参见本节治疗。

● **偏方1 艾灸法**

[处方] 艾绒适量,小颗粒青盐适量。

[用法] 将艾绒做成高1.65厘米,底宽1.22厘米的大艾炷。先把凡士林涂在神阙穴中,再用麻纸盖在穴上,纸中央放0.7厘米厚的小颗粒青盐,然后放置大艾炷施灸,1日1次。

[主治] 阴水,面色灰白,面目微肿,形寒肢冷,双下肢浮肿明显。

[出处]《陕西中医》

● **偏方2 蝼蛄敷脐法**

[处方] 蝼蛄5个。

[用法] 将蝼蛄捣烂,纱布包裹,敷神阙穴,胶布固定。每2日换药1次。

[主治] 一切水肿,小便不利。

[出处]《腧穴敷药疗法》

● **偏方3 大蒜泥**

[处方] 大蒜适量。

[用法] 将大蒜捣烂如泥,敷脐部。

[主治] 各种水肿胀满。

[出处]《本草求真》

● **偏方4 商陆香葱膏**

[处方] 商陆10克,麝香0.2克,葱白5～10根。

[用法] 先将商陆研为末,每次用商陆细末5克,葱白2根,捣烂如膏,加入麝香0.1克调拌均匀。先取麝香末0.1克纳入脐中,再把药膏敷在上面,外盖以纱布,胶布固

定。每天换药 1 次。一般敷药 24 小时后,尿量见增多,尿通利,3~5 天见效,7 天为 1 疗程。

[主治] 大腹水肿。

[出处]《中医药物贴脐疗法》

● **偏方5　治水肿膏**

[处方] 蜗牛、大蒜、皂角各 10 克。

[用法] 上药共捣烂如泥状,敷于脐部,干后换之。

[主治] 腹水,水肿。

[出处]《河南省秘验单方集锦》

● **偏方6　商陆糊**

[处方] 商陆 100~200 克,鲜姜 2 片。

[用法] 上药研细末备用。用时取 1.5 克商陆粉和鲜姜泥(鲜姜 2 片捣烂或用葱白捣烂也可)以适量水调成糊状,敷满脐部,纱布覆盖,胶布固定。每日换药 1~2 次,7 日为 1 疗程。

[主治] 各种水肿。

[出处]《赤脚医生杂志》

● **偏方7　葡萄芦根饼**

[处方] 鲜葡萄根、鲜芦根各 30 克,大葱少许。

[用法] 上药共捣烂,纱布包裹,压成饼状,敷神阙穴,外用胶布固定。

[主治] 各种水肿。

[出处]《辽宁中医杂志》

● **偏方8　石蒜蓖麻糊**

[处方] 石蒜(解鳞茎)120 克,蓖麻子 8 粒。

[用法] 上药共捣烂,贴肚脐,小便通则去药。每日 1 次,连贴数日。

[主治] 肾炎水肿。

[出处]《常见病民间传统外治法》

● **偏方 9　牛膝葱头糊**

［处方］生大葱头、鲜土牛膝各 15 克。

［用法］上药共捣烂，贴脐上。1 日 1 换。

［主治］水肿，小便不利。

［出处］《常见病验方研究参考资料》

● **偏方 10　赤小豆散**

［处方］赤小豆 100 克。

［用法］将赤小豆研成极细粉末，贮瓶备用。用时取药末 30 ~ 50 克，以水调和成糊状，敷于脐上，外用纱布覆盖，胶布固定。每日换药 1 次，10 次为 1 疗程。

［主治］各种水肿。

［出处］（民间验方）

● **偏方 11　退水膏**

［处方］苦马豆、商陆各 60 克，丝瓜藤 15 克，生姜适量。

［用法］将前 3 味药混合共碾成细末，贮瓶备用。用时取药末适量，与生姜共捣烂如膏状，敷于脐部，盖以纱布，胶布固定。每日换药 1 次，10 次为 1 疗程。

［主治］水肿。

［出处］（民间验方）

● **偏方 12　狗舌草敷脐法**

［处方］鲜狗舌草 2 ~ 3 株。

［用法］将狗舌草捣烂，以酒杯覆敷脐上。每日 4 ~ 6 小时。

［主治］急性肾炎，发热，尿少，浮肿。

［出处］（民间验方）

● **偏方 13　地胆草鸡蛋饼**

［处方］地胆草（鲜叶）适量，鸡蛋 1 个。

［用法］将地胆草洗净，捣烂如泥，与鸡蛋拌匀煎成饼，贴脐部，每日换药 1 ~ 2 次，连敷 5 ~ 7 日为 1 疗程。

［主治］小便不利，身热，肢肿。

●**偏方 14　姜葱蒜糊**

[处方] 生姜、青葱、大蒜各 24 克。

[用法] 将上药共捣烂如糊状，敷于脐孔上，盖以纱布，胶布固定。每日换药 3 次，10 天为 1 疗程。

[主治] 肾炎水肿。

[出处] （民间验方）

●**偏方 15　金樱子敷脐法**

[处方] 金樱子根 30 克。

[用法] 将金樱子根捣烂，用香油调糊，敷脐部，外用纱布覆盖，胶布固定。1 日换药 1 次，连用 3～5 天。

[主治] 小儿水肿。

[出处] （民间验方）

●**偏方 16　杏仁敷脐方**

[处方] 鲜杏仁、兔耳风根各适量，食盐少许。

[用法] 上药共捣烂，敷脐上。

[主治] 水肿。

[出处] （民间验方）

19．淋症

淋证，是属于小便失常的一种病患。临床上是以小便频数、短涩、滴沥不畅，尿时刺痛，尿排不尽，小腹拘急，或痛引腰腹等为主要症状表现。中医对本证的辨证分类有：热淋、石淋、血淋、气淋、膏淋、劳淋等六种证型。

本病常见于现代医学中的泌尿系统感染，如尿道炎、膀胱炎、肾盂肾炎、膀胱结核、泌尿系结石、癌肿等。本病的发生多与湿热有关，尤与下焦湿热关系更为密切。由于湿热蕴结于下焦，肝气郁滞，膀胱气化失常。湿热日久化火，煎熬尿液，结成砂石，导致三焦气化失司，水道不通，发生淋证。

● **偏方 1　硝石葱盐膏**

[处方] 硝石 30 克,生葱白 5 根,食盐 10 克。

[用法] 先将硝石粉碎为末,与葱白、食盐混合,捣融如膏备用。用时取膏一块如蚕豆大,摊于蜡纸或纱布中间,贴于脐孔上。每日换药 1 次。

[主治] 石淋。

[出处] (民间验方)

● **偏方 2　蚯蚓蒜薯糊**

[处方] 小红蚯蚓、大蒜、红薯叶各适量。

[用法] 上药共捣烂,敷肚脐处。每日 1 次。

[主治] 泌尿系结石,血淋。

[出处] 《虫类药的应用》

● **偏方 3　葱盐尿土膏**

[处方] 葱白、食盐、童尿、黄土各适量。

[用法] 将葱白、童尿、黄土共捣烂如膏状候用,再将食盐炒热,置于脐孔内,用手指反复揉出汗后,旋即将药膏敷于脐上,盖以敷料,胶布固定。每天换药 1 次。

[主治] 小便淋沥不畅。

[出处] (民间验方)

● **偏方 4　消淋饼**

[处方] 田螺肉 7 只,淡豆豉 10 粒,连须葱头 3 个,车前草(鲜)3 棵,食盐少许。

[用法] 上药共捣成饼,敷脐部。

[主治] 淋病,小便短赤,淋沥涩痛。

[出处] (中医验方)

● **偏方 5　隔盐灸**

[处方] 精盐、艾绒各适量。

[用法] 把艾绒制成艾炷。将精盐填入脐中,以艾炷灸之,灸 7 壮。

130

［主治］小便淋涩不通。

［出处］《四川中医》

●**偏方6　地龙蜗牛糊**

　　［处方］地龙1条,蜗牛1只。

　　［用法］上药共捣烂。用温水洗净擦干脐部皮肤,将药敷脐
　　　　　　上。每日1次,10次为1疗程。

　　［主治］热淋涩痛。

　　［出处］《中医外治方药手册》

●**偏方7　大蒜甘遂灸**

　　［处方］大蒜2头,甘遂10克,艾1把。

　　［用法］前2味药同捣烂,敷于脐部,以艾灸14壮。

　　［主治］癃淋。

　　［出处］《本草纲目》

●**偏方8　葱艾灸**

　　［处方］赤根葱,艾。

　　［用法］将葱近根部截3厘米许,安脐中,以艾灸7壮。

　　［主治］小便淋涩,或有白者。

　　［出处］《本草纲目》

●**偏方9　麝香蒜泥**

　　［处方］蒜泥(或葱泥)适量,麝香少许。

　　［用法］上药共捣烂,敷脐。艾条灸20～30分钟。

　　［主治］血淋。

　　［出处］《四川中医》

●**偏方10　韭子茴香散**

　　［处方］韭菜子9克,小茴香3克,五倍子3克。

　　［用法］上药3味,共研为散,敷脐部。

　　［主治］小便淋沥不尽,或遗尿失禁。

　　［出处］《敷脐疗法》

●**偏方11　治结石膏**

［处方］小茴香 3 克,金钱草 6 克,葱白 5 根,蓖麻子 7 粒,食盐
6.5 克。

［用法］上药共捣烂如泥,每次取枣大一块放在脐中,外用纱
布覆盖,胶布固定,每日换药 1 次。如果同时加贴膀
胱俞穴,效果更好。

［主治］尿路结石。

［出处］《脐疗》

● 偏方 12　益母草贴脐法

［处方］益母草 30 克。

［用法］用益母草煎汤,抹小腹,并用渣贴脐部。

［主治］血淋,急慢性肾炎水肿。

［出处］《理瀹骈文》

20. 小便不禁

小便不禁,又称为小便失禁,是指以小便不能控制而自行
排出,或小便频数,滴沥失禁为主要症候的一种疾病。中医认
为,本病的发生多因下元衰惫,肾气不足,膀胱虚寒,失却固摄
之权,或因脾胃虚弱,中气不足,摄纳功能失司,以致膀胱气化
功能失常,失去应有的约束作用,从而形成小便不禁。

本病以身体虚弱的老年人,久病体虚患者,以及禀赋不足、
身体稚弱的小儿为多见。

● 偏方 1　缩尿膏

［处方］洋葱头 30 克,硫磺 15 克。

［用法］将 2 味药混合捣至极融,调和如膏备用。用时取适
量,敷贴于脐中,盖以纱布,胶布固定。每日换药 1
次,敷药至病愈为度。

［主治］小便失禁,老人尿崩,小儿遗尿。

［出处］(民间验方)

● 偏方 2　五倍子散

［处方］五倍子粉。

［用法］上药 1 味,口津调敷脐部。

［主治］遗尿,尿不禁。

［出处］(民间验方)

● **偏方3　温肾丸**

［处方］附子、肉桂、丁香、赤石脂各等量,黄酒适量。

［用法］将诸药共研为细末,过筛后,装入瓶内,密封备用。取适量调以少量黄酒,糅和如厚膏,制成如蚕豆大小的药丸,填入脐中,盖以纱布,胶布固定。每日换药 1 次,10 天为 1 个疗程。

［主治］老人夜尿频数,小便不禁。

［出处］《中医药物贴脐疗法》

● **偏方4　倍乌散**

［处方］五倍子 12 克,何首乌 10 克。

［用法］上药共研细末,用醋调拌,敷贴脐部,覆以纱布,胶布固定。每日换药 1 次。

［主治］老人肾虚,小便不禁,腰膝酸软,乏力。

［出处］《中国民间敷药疗法》

● **偏方5　益桂麝香饼**

［处方］益智仁、官桂各 15 克,麝香 3 克,黄酒适量。

［用法］诸药混合研为细末,过筛,用黄酒调和如膏,软硬适度,捏成圆药饼 1 个备用。用时取药饼 1 个敷贴于脐上,以手往脐下压紧,使饼贴陷脐壁,外加纱布覆盖,胶布固定。每日换药 1 次,10 日为 1 疗程。

［主治］老人小便失禁。

［出处］(中医验方)

● **偏方6　龙骨散**

［处方］龙骨适量。

［用法］上药 1 味,煅研为散,醋调,敷脐部。

［主治］遗尿,尿不禁。

［出处］《理瀹骈文》

● **偏方7　肉桂丁香饼**

［处方］肉桂 30 克,公丁香 10 克,黄酒适量。

［用法］将前 2 味药混合碾成细末,以黄酒调匀,制成约 2 厘米大小药饼,稍厚。把药饼贴于神阙穴上,盖以纱布,胶布固定。2 天换药 1 次,至愈停药。

［主治］小便不禁。

［出处］《中医药物贴脐疗法》

● **偏方8　桂韭益参散**

［处方］肉桂、韭菜子、益智仁、白人参各等量。

［用法］上药共压粉。用时取药粉 3 克,以白酒调成膏状,敷脐部,以纱布覆盖,胶布固定。每日换药 1 次,连用10 日。

［主治］尿失禁。

［出处］《家庭脐疗》

21. 白浊

白浊是尿浊症的一种,指以小便混浊,色白如泔浆,排便时无疼痛为特征的疾患。

本病的发生,其诱因多由饮食不节,损伤脾胃,导致湿热内蕴,下注膀胱,清浊不分,从而形成尿白浊。若病程迁延日久,脾肾两伤,脾虚气陷,肾虚则固摄无权,精微脂液下注,或饮食不慎,或劳欲过度,可导致病情加重,致使白浊易于复发。

本病初起以湿热为多,属实,治宜清热利湿。病久则脾肾亏虚,治宜培补脾肾,固涩下元。若虚实夹杂者,应予兼顾。

● **偏方1　牡蒜饼贴脐法**

［处方］牡蛎(童便制),大蒜头 1 头,麝香 0.3 克。

［用法］先将牡蛎研为细末,加入大蒜共捣烂如泥状,制成古

铜钱大而略厚药饼1个备用,麝香研末待用。用时取麝香末0.15克,填入患者脐孔中,以药饼放于脐孔中麝香末之上,外加纱布覆盖,胶布固定。每日换药1次,贴至病愈为度。

[主治] 小便混浊,尿色呈乳白状。

[出处] 《中医药物贴脐疗法》

● **偏方2　消浊膏**

[处方] 椿根白皮90克,干姜、白芍、黄柏各30克。

[用法] 上药用麻油熬成膏,贴脐部。

[主治] 赤白浊。

[出处] 《理瀹骈文》

● **偏方3　萹蓄车丁泥**

[处方] 鲜萹蓄、鲜车前草各50克,鲜地丁30克。

[用法] 上药共捣如泥,外敷脐部,盖以塑料薄膜或纱布,胶布固定。每日用药1次,连用10日。

[主治] 尿浊。

[出处] 《家庭脐疗》

● **偏方4　澄浊散**

[处方] 菖蒲12克,木通、大黄、五倍子、诃子、杜仲、小茴香各6克。

[用法] 上药共研末备用。每次取药末2～4克,温开水调为稠糊状,填脐,外用纱布覆盖,胶布固定。每日换药1次,8～15日为1疗程。

[主治] 尿浊日久。

[出处] (中医验方)

22. 尿血

尿血是小便中混有血液或夹杂血块的一种病症。由于出血部位和出血量的不同,小便可呈淡红色、鲜红色或淡酱油色,排尿时多无尿痛,可伴发热、咽痛、小腹及腰部酸胀疼痛,肉眼血尿和镜下血尿均为尿血。

　　本病是由于心火炽盛,阴虚内热,或脾虚气陷,肾气不固等原因,致心火下移小肠,热迫血渗膀胱,而为尿血。如有脾肾气虚者,则脾不统血,肾固摄无权,而血不归经,或血从下渗而致尿血。尿血多见于现代医学的肾小球肾炎、尿路感染、尿路结石、肾结核、泌尿系肿瘤等病。

● **偏方1　莴苣黄柏膏**

　　[处方] 莴苣菜1握,黄柏100克。

　　[用法] 将莴苣菜拭去泥土,不用水洗,和黄柏混合,捣融如膏,用时取药膏如枣大一块,放于纱布中,敷于神阙穴,用胶布固定。每日换药1次,10日为1疗程。

　　[主治] 热迫膀胱所致的尿血。

　　[出处] 《穴位贴药疗法》

● **偏方2　侧柏叶糊**

　　[处方] 鲜侧柏叶30克。

　　[用法] 上药加少量醋捣烂成糊,涂脐部,用纱布覆盖,胶布固定。每日换药1次,连用5日。

　　[主治] 尿血。

　　[出处] (中医验方)

● **偏方3　甜蓼饼**

　　[处方] 甜蓼(愉悦蓼)1握。

　　[用法] 用鲜全草1握,洗净泥土,捣烂如泥状,拌少许白酒,略放些食盐,做成饼,将药饼贴脐上,以胶布或袋子固定,干则再换,连续使用1个月。

　　[主治] 热迫膀胱之血尿。

　　[出处] 《安徽单验方选集》

● **偏方4　文蛤乌梅糊**

　　[处方] 文蛤、乌梅各适量。

［用法］共研捣碎,罨脐中。

［主治］久病尿血。

［出处］《理瀹骈文》

●偏方5　旱莲小蓟膏

［处方］鲜旱莲草1握,生小蓟汁适量。

［用法］将旱莲草捣烂如泥,掺入面粉少量共调匀,加生小蓟汁调成膏,将药膏适量摊于纱布或白布上,贴于患者脐孔上,外以胶布固定。每天换药1~2次,至尿血止停药。

［主治］尿血日久。

［出处］《中医药物贴脐疗法》

23. 失眠

失眠又称不寐、不得卧。是指经常不能获得正常睡眠为特征的一种病症。轻者不易入睡,睡而易醒,醒后不能再睡,或时睡时醒,睡眠不稳,重者可整夜不眠。

失眠的原因很多。思虑劳倦,内伤心脾,久病虚弱,肾阴亏耗,突受惊恐,心胆气虚,饮食不节,宿食停滞均可影响心神而导致失眠。

现代医学中的神经症及许多慢性疾病中出现的失眠者,均可参照本篇进行治疗。

●偏方1　丹参珍珠粉

［处方］丹参、珍珠、硫磺各等量。

［用法］将上药共碾为细末,过筛贮瓶密封备用。用时先将患者脐部用温开水洗净,取药末0.3克,趁湿填入患者脐孔,盖以棉球,外用胶布封固。每4天换药1次,病愈方可停药。

［主治］各种原因的失眠。

［出处］《敷脐妙法治百病》

●偏方 2　黄连肉桂丸

[处方] 黄连、肉桂各适量。

[用法] 上药共研细末,蜜调为丸。将丸填脐内,膏贴,或胶布
固定。

[主治] 心肾不交之失眠。

[出处]《理瀹骈文》

●偏方 3　丹硫膏

[处方] 丹参 20 克,远志 20 克,石菖蒲 20 克,硫磺 20 克。

[用法] 上药共研细末,加白酒适量,调成膏状,贴于脐中,再
以棉花填至与脐部平齐,用胶布固定,每晚换药 1 次。

[主治] 失眠。

[出处]《吉林中医药》

24.头痛

　　头痛是整个头部以及头的前、后、偏侧、顶部疼痛的总称,
是临床常见的症状。头痛可单独出现,也可见于多种急慢性
疾病。

　　头痛的病因很多,可分外感和内伤两大类。六淫之邪外
袭,上犯巅顶,邪气羁留,阻抑清阳;或内伤诸疾,导致气血逆
乱,瘀阻经络,脑失所养,均可发生头痛。临床上常见的感冒、
鼻炎、高血压、动脉硬化、神经官能症、脑震荡等引起的头痛,均
可参照本篇进行施治。

●偏方 1　川白石散

[处方] 川芎、白芷各 0.5 克,生石膏 1 克。

[用法] 上药共研为末,敷肚脐内,伤湿止痛膏封闭。

[主治] 偏头痛。

[出处]《浙江中医杂志》

●偏方 2　白附丸

[处方] 白附子 3 克,葱头 15 克。

［用法］上药共捣烂,做成丸如豆大,用时取丸贴神阙穴及痛
　　　　侧太阳穴,外用红膏药,胶布固定。

［主治］偏头痛。

［出处］《中医脐疗法》

● **偏方3　芥菜籽熨**

［处方］芥菜籽适量。

［用法］将芥菜籽研细末,温水调稠,填脐内,隔衣以壶盛热汤
　　　　熨之,汗出即解。

［主治］伤寒头痛。

［出处］《理瀹骈文》

● **偏方4　辛夷敷脐法**

［处方］辛夷花内绒蕊适量。

［用法］将辛夷花内绒蕊放膏药中间,贴神阙穴及太阳穴上,
　　　　固定之。

［主治］偏头痛。

［出处］《中医脐疗法》

● **偏方5　椒草葱白膏**

［处方］胡椒30克,百草霜30克,葱白适量。

［用法］将胡椒研为极细粉末,加入百草霜混合均匀,贮瓶备
　　　　用。用时取药末6克,同葱白共捣烂如泥,敷于患者
　　　　肚脐上,盖以纱布,胶布固定。

［主治］风寒性疼痛。

［出处］《敷脐妙法治百病》

● **偏方6　决明子糊**

［处方］炒决明子30克。

［用法］将决明子研为细末,贮瓶备用。用时取药6克,以清
　　　　茶水调为糊状,分别敷于患者脐孔及双侧太阳穴上,
　　　　盖以纱布,胶布固定。药干则更换新药。

［主治］头痛日久不愈,时发时止。

● **偏方7　草乌散**

　　［处方］草乌6克,薄荷1克,细辛1克,生石膏12克,胡椒
　　　　　　1克。

　　［用法］上药共研细末,用白酒调,敷于神阙穴和太阳穴,胶布
　　　　　　固定。

　　［主治］偏头痛。

　　［出处］《中医脐疗法》

● **偏方8　荜拨姜辛散**

　　［处方］荜拨3克,细辛6克,干姜10克。

　　［用法］上药共研细末,用酒调,敷脐及痛处。

　　［主治］虚寒头痛。

　　［出处］《中医脐疗法》

● **偏方9　山豆退热糊**

　　［处方］山豆根10克,蚕沙15克,生石膏30克。

　　［用法］上药共研末,用醋或香油调,敷神阙及双侧太阳穴。

　　［主治］高热头痛。

　　［出处］《中医脐疗法》

● **偏方10　蓖麻乳香膏**

　　［处方］蓖麻仁3克,生乳香3克,食盐0.3克。

　　［用法］上药共捣烂成膏,分成3份,用纸摊贴神阙穴及双侧
　　　　　　太阳穴,1小时后取下。

　　［主治］阵发性头痛。

　　［出处］《中医脐疗法》

25. 神经衰弱

　　神经衰弱是临床上最常见的一种神经官能症,多见于青壮
年,女性多于男性。本病主要由于长期精神紧张,如抑郁、焦
虑、恼怒或用脑过度,引起大脑皮层兴奋和抑制功能失调所致。

症状如失眠、多梦、心悸、易怒、烦躁、头晕、汗出、食欲不振、精神萎靡、倦怠及健忘等。

本病多因思虑忧愁,操劳过度,损伤心脾,气血虚弱,心神失养;或房劳伤肾,肾阴亏损,阴虚火旺,心肾不交;或因饮食所伤,脾胃不和,湿盛生痰,痰郁生热,痰热上扰心神;或因恼怒伤肝,气郁化火,肝火上扰,心神不宁。

● 偏方　复方珍珠层粉

[处方] 珍珠层粉、丹参粉、硫磺粉各等份。

[用法] 将上药混匀,贮瓶备用。治疗时每次取药粉0.25克,敷于神阙穴,纱布覆盖,胶布固定。5~7天换药1次,5次为1疗程。

[主治] 失眠,头痛,头晕,神经衰弱。

[出处]《浙江中医杂志》

26．眩晕

眩晕是临床上常见的一种病症。中医认为,眩是指眼花,晕是指头晕,两者往往同时出现,故通称为"眩晕"。本证发病时,患者自觉如坐舟车,旋转不定,不能站立,伴有恶心、呕吐、出汗,甚至出现昏倒等症状。

眩晕的发生,属虚者居多。如阴虚则肝风内动,血少则脑失所养,精亏则髓海不足,均易导致眩晕。其次是脾胃虚损,痰浊内生,风火挟痰上蒙清窍,亦可发生眩晕。

现代医学中的内耳眩晕、贫血、高血压病、脑动脉硬化、神经衰弱等临床表现以眩晕为主证的,均可参考本病治疗。

● 偏方1　降压膏

[处方] 珍珠母、槐花、吴萸各等量,米醋适量。

[用法] 将前3味药共研为细末,过筛,贮瓶备用。用时取药末适量,以米醋调和如膏状,分别敷于患者脐孔及双侧涌泉穴,盖以纱布,胶布固定。每日换药1次,10次

为 1 疗程。

[主治] 高血压,肝阳上亢眩晕等。

[出处] (中医验方)

● 偏方 2 吴萸半夏熨

[处方] 吴茱萸 30 克,半夏 15 克,熟大黄 10 克,生姜 30 克,葱白(带须)7 根。

[用法] 上药共研为粗末,放铁锅内,加醋适量。炒热,分作两份,纱布包裹,趁热放脐上熨之,两包轮流,冷则换之,每次 30～60 分钟,每日 2～3 次,连用 3～7 日(1 剂药可用 3 日)。

[主治] 湿蒙清窍之眩晕。

[出处] 《中医脐疗大全》

● 偏方 3 眩晕散

[处方] 吴茱萸 30 克,川芎 30 克,白芷 30 克。

[用法] 将上药共碾为细末,装瓶备用。用时取药末适量,用脱脂棉球裹如小球状,填入患者脐孔中,稍压牢,外以胶布贴紧。如患者自觉脐部发痒,则揭去药物,待不痒时,再填贴药物。一般连贴 1～10 次,眩晕即止。

[主治] 肝阳上亢,头晕目眩。

[出处] 《中医药物贴脐疗法》

● 偏方 4 眩晕膏

[处方] 白芥子 30 克,胆南星 15 克,白矾 15 克,川芎 10 克,郁金 10 克,生姜汁适量。

[用法] 将前 5 味药共碾细末,贮瓶备用。用时取药末约 15 克,加入生姜汁调和如膏状,把药膏贴在患者脐孔上,外以纱布覆盖,胶布固定。每天换药 1 次,15 天为 1 个疗程。通常 5～7 天奏效,连续用药 1～2 个月,防止复发。

[主治] 眩晕头重,恶心呕吐。

142

［出处］《中医药物贴脐疗法》

● 偏方 5　眩晕糊

［处方］吴茱萸（胆汁拌制）100 克，龙胆草 50 克，土硫磺 20
　　　　克，朱砂 15 克，明矾 30 克，小蓟根汁适量。

［用法］先将前 5 味药粉碎为末，过筛，加入小蓟根汁，调成糊
　　　　状，每次取药糊 10～15 克，敷于患者脐中及涌泉穴，
　　　　上盖纱布，胶布固定。2 日 1 换，1 月为 1 疗程。

［主治］肝阳上亢，眩晕。

［出处］《中医脐疗法》

27．高血压

　　高血压病是动脉血压增高，尤其是以舒张压持续升高为主
要表现的全身性慢性疾病，中医认为，其发病原因主要是忧思
过度，精神紧张，或嗜食肥甘食物及烟酒，导致阴阳气血失去平
衡而发病。

　　高血压病的常见症状有头痛头晕、后颈发硬、耳鸣眼花、失
眠多梦、头重脚轻、肢体麻木等，晚期常可并发心、脑、肾疾患。
属于祖国医学眩晕、头痛等范畴。

● 偏方 1　降压散

［处方］吴茱萸 30 克，川芎 30 克，白芷 30 克。

［用法］将诸药混合研为细末，过筛，装瓶备用。用时取药末
　　　　15 克，以脱脂棉薄裹如小球状，填入患者脐孔窝内，
　　　　以手往下压紧，外以纱布覆盖，胶布固定。每日换药 1
　　　　次，10 日为 1 疗程。

［主治］原发性高血压。

［出处］《中医药物贴脐疗法》

● 偏方 2　降压饼悬灸法

［处方］吴茱萸、肉桂、磁石各 30 克，蜂蜜适量。

［用法］将前 3 味药共研为细末，密封保存。用时取药末 5～

10 克,调蜂蜜使之软硬适度,制成药饼 2 个,分别贴于患者神阙穴和涌泉穴上,贴药后以胶布固定,再以艾条点燃悬灸 20 分钟。每天 1 次,10 次为 1 疗程。

[主治] 原发性高血压。

[出处]《中医药物贴脐疗法 》

● 偏方 3　脐疗粉

[处方] 吴茱萸、川芎各等份。

[用法] 上药混合研为细末,将神阙穴用酒精棉球擦干净,取药粉 5～10 克纳入患者脐中,上盖以麝香虎骨膏固定。3 天换敷 1 次,1 月为 1 疗程。

[主治] 高血压病。

[出处]《中国针灸》

● 偏方 4　降压灸法

[处方] 槐花 30 克,珍珠母 30 克,吴茱萸 30 克,米醋适量。

[用法] 将前 3 味药研为细末,过筛,装入瓶内备用。用时取药末 20 克,调米醋如糊,分作两份,前 1 份贴涂患者神阙穴,另 1 份贴涂涌泉穴,盖以纱布,胶布固定。贴药后再以艾条点燃,于穴位上悬灸 15～20 分钟,每天 1 次,10 次为 1 疗程。

[主治] 高血压病。

[出处]《中医药物贴脐疗法》

● 偏方 5　吴萸山药散

[处方] 吴茱萸、山药各 20 克。

[用法] 上药研末备用。用时取药末 5～10 克,纳入脐中,上盖以麝香止痛膏固定。3 日换敷 1 次,1 月为 1 疗程。

[主治] 高血压病。

[出处]《脐疗》

28．中风

中风,又叫卒中。是指突然昏倒,不省人事,同时出现半身不遂、口眼㖞斜、言语不利等后遗症状的一种疾病。但也有不经昏倒,而突然发生口眼㖞斜,半身不遂的中风轻症。中医根据其发病的轻重程度,将中风分为中经络和中脏腑两大类。中经络,一般无神志改变而病轻;中脏腑,常有神志不清而病重。

本病包括现代医学中的脑出血、脑血栓形成、脑栓塞、脑血管痉挛等。

● **偏方1　艾炷灸**

[处方] 艾炷适量。

[用法] 灸脐百壮。

[主治] 中风昏迷。

[出处]《针灸聚英》

● **偏方2　牛黄清心丸**

[处方] 牛黄清心丸1粒,清阳膏3贴。

[用法] 将牛黄清心丸加水调成糊状,涂于脐孔内,外用清阳膏封贴,同时将另外2张清阳膏分别贴于中脘及第6、7胸椎上。每3日更换1次。

[主治] 中风,神志昏迷。

[出处]（中医验方）

● **偏方3　大活络丹敷脐法**

[处方] 大活络丹半粒至1粒。

[用法] 用白酒将大活络丹调软,敷脐部,外用纱布覆盖,胶布固定。每日换药1次。

[主治] 中风,半身不遂。

[出处]（民间验方）

● **偏方4　巴豆纳脐法**

[处方] 巴豆3粒。

［用法］将巴豆去皮,捣烂如泥,用布包后,填入脐中即可。

［主治］中风,痰壅抽搐。

［出处］《理瀹骈文》

● **偏方5　隔盐灸**

［处方］艾炷、食盐适量。

［用法］先用凡士林涂脐中,再用细盐填满脐中,上置大艾炷
灸之。

［主治］中风脱症。

［出处］(中医验方)

● **偏方6　乌皂豨荷膏**

［处方］乌梅12克,皂角、豨莶草各6克,薄荷3克。

［用法］将上药混合共研为细末,用水调和成膏状,敷于脐内,
盖以纱布,胶布固定。每3日换药1次,5次为1疗程。

［主治］中风。

［出处］(中医验方)

● **偏方7　复方菖冰散**

［处方］菖蒲、川芎、羌活各50克,冰片5克,牛黄3克。

［用法］上药共研细粉,取药粉5克,以蜂蜜调膏涂脐,纱布覆
盖,胶布固定。每日换药1次。

［主治］中风。

［出处］《家庭脐疗》

● **偏方8　中风散**

［处方］天南星12克,雄黄6克,黄芪12克,胡椒3克。

［用法］上药共研细末,用水调和,敷贴于脐中。

［主治］中风,半身不遂,口闭,神志不清。

［出处］《民间敷灸》

● **偏方9　艾条灸脐法**

［处方］银朱10克,枯矾12克,降香3克,艾绒60克。

［用法］上药共研细末,用皮纸制成艾条,早晚熏灸脐部,盖被

微汗。

[主治] 中风,半身不遂。

[出处]《中医外治法》

29. 面部神经麻痹

面部神经麻痹,俗称歪嘴风、口眼㖞斜。麻痹多为一侧,病侧面部表情完全消失,鼻唇沟变浅,眼裂变大,眼睑不能闭合,前额皱纹消失,口角歪向健侧,鼓腮时口角漏风,流口水,笑时口角㖞斜更为明显。

本病的发生,多由络脉空虚,风寒风热之邪乘虚侵袭面部筋脉,以致气血阻滞,肌肉纵缓不收而成。任何年龄都可发病,但以青壮年为多见。

● 偏方 1　皂角艾醋糊

[处方] 皂角末 50 克,艾绒、米醋各适量。

[用法] 将皂角末加醋调和如糊,再将艾绒捻制成艾炷如绿豆大小,数量不拘。取药糊敷于脐中、颊车穴上,左㖞斜者敷右边颊车,右㖞斜者敷左边颊车。敷药后令患者侧卧,在穴位上放艾炷点燃灸之,每穴灸 5～10 壮,1 日1～2 次。

[主治] 急性面神经炎,口眼㖞斜。

[出处] (中医验方)

● 偏方 2　面瘫方

[处方] 制马钱子 50 克,芫花 20 克,雄黄 2 克,川乌 3 克,胆南星 5 克,白胡椒 2 克,白附子 3 克。

[用法] 将诸药研成细末备用。每次取药末 10 克,撒于胶布中间(如法制两块),分别贴于脐部及牵正穴上。2 日换药1 次,5～10 日为 1 疗程。

[主治] 口眼㖞斜,中风后遗症。

[出处]《脐疗》

●偏方3　正面膏

[处方] 胆南星 8 克,雄黄 3 克,醋芫花 50 克,马钱子总碱 0.1 毫克。

[用法] 上药共研末,再喷入白胡椒挥发油 0.05 毫升,混合均匀密闭保存备用。每次取药粉 200 毫克敷于脐中,胶布密封固定。2～5 日换药 1 次。

[主治] 风痰阻络,口眼㖞斜。

[出处]《脐疗》

●偏方4　蓖麻附冰膏

[处方] 蓖麻子净肉 30 克,生附子 10 克,冰片 2 克(冬季加干姜 6 克)。

[用法] 诸药混合捣融如膏,贴敷脐中、地仓穴。左㖞贴右地仓,右㖞贴左地仓,贴药后,上盖纱布,胶布固定。1 日 1 换,病愈后就洗去。

[主治] 口眼㖞斜。

[出处](中医验方)

30. 面肌痉挛

面肌痉挛,又称面肌抽搐症。本病的临床症状表现是单侧面部表情肌不自主的阵发性不规则抽搐。轻者,表现为一侧眼睑闪电状不由自主地跳动;重者,可引起半边面肌的强烈抽搐,每天可发作数十次,甚至上百次,极个别的可有睡眠时发作,或两侧同时发生,病程长的患者,可伴有头晕、头痛、失眠、多梦、记忆力减退等症状。

中医认为,本病的致病因素与情绪刺激、精神紧张、劳累伤脾、气血虚少或肝阴不足,筋脉失养,以致肝风内动,肉瞤筋惕,遂发肌肉抽搐痉挛病症。

●偏方1　面痉散

[处方] 胆南星 8 克,雄黄 3 克,醋芫花 50 克,黄芪 30 克,白胡

148

椒 1 克。

[用法] 将上药共研细末备用。取药末用水调湿敷脐,每次 0.3 克,每天换药 1 次,连用至愈。

[主治] 面肌痉挛。

[出处]《浙江中医杂志》

● 偏方 2　息痉散

[处方] 全蝎、僵蚕、防风、白芷、羌活、芥穗、天麻各 15 克。

[用法] 将上药混合研为细末,瓶贮密封备用。用前先用 75% 的酒精或温开水洗净患者脐孔皮肤,趁湿将药末填满脐孔,外用胶布封贴。每 2 天换药 1 次,病愈停药。

[主治] 面肌痉挛,不规则跳动甚则抽搐,每天多次发作者。

[出处]《敷脐妙法治百病》

● 偏方 3　脐痉散

[处方] 天麻、防风、白芷、芥穗、羌活、辛荑、细辛、全蝎、僵蚕、白附子各等量。

[用法] 上药共研末,瓶贮密封备用。用时取药末 10～15 克填入脐部,胶布固定。1 日 1 换。

[主治] 面肌痉挛。

[出处]《清代宫廷医话》

● 偏方 4

[处方] 全虫 10 克,蜈蚣 6 克,安定 12 片,卡马西平 16 片,地巴唑 10 片。

[用法] 上药共研极细末,密贮备用。每次取药粉 0.3 克,填于脐内,外用伤湿止痛膏贴固,每天换药 1 次,15 天为 1 疗程,1 疗程无效者改用其他疗法。

[主治] 面肌痉挛。

[出处]《脐疗》

31. 癫痫

癫痫,俗称"羊痫风",其特征为发作性精神恍惚,甚则猝然昏倒,昏不知人,口吐涎沫,两目上视,四肢抽搐,或口中发出猪羊叫声,苏醒如常人。

本病发生的原因,多与大惊大恐,忧思郁怒,脑部外伤,饮食失节,劳累过度以及先天遗传等因素有关,或患其他疾病之后,造成脏腑功能失调,痰浊阻滞,风阳内动所致。治疗该病,在发作时以清肝泻火,豁痰开窍,息风定痫为主。在间歇期以滋补肝肾,健脾化痰,养心安神为主。脐疗法治疗多用于间歇期。

● **偏方 1　吴萸定痫散**

[处方] 吴萸 60 克。

[用法] 将吴萸研成极细粉末,装瓶备用。用药前先用温开水将患者脐孔洗净,取药末适量,趁湿填满脐窝,外用胶布封固。每 3～5 日换药 1 次,5 次为 1 疗程。

[主治] 癫痫。

[出处] (民间验方)

● **偏方 2　芫花止痫散**

[处方] 醋芫花 10 克,胆南星、雄黄各 3 克,白胡椒挥发油 0.05 毫升。

[用法] 将前 3 味药混合共研为细末,加入白胡椒挥发油再研匀,贮瓶密封备用。用药前先将患者脐孔皮肤用温开水洗净擦干,取药末 0.15 克填入脐孔,盖以棉球,外用胶布封贴。第 1 次敷药 12 日后换药,以后每天换药 1 次,病愈方可停药。

[主治] 痫症。

[出处] (中医验方)

● **偏方 3　定痫膏**

[处方] 制马钱子、僵蚕、胆南星、明矾各 15 克。

［用法］上药共合研末,每次取药粉 5～10 克,用生姜 10 克,艾
叶 3 克合捣为膏,贴于脐部,再用艾绒炷放药膏灸之,
按年龄,1 岁灸 1 壮,每日灸治 1 次。

［主治］癫痫。

［出处］(中医验方)

● 偏方4 月石丹参膏

［处方］月石、丹参浸膏各等量。

［用法］上药混合,敷脐。

［主治］痫发后神思不宁。

［出处］《辽宁中医》

● 偏方5 阴痫糊

［处方］白颈蚯蚓 1 条(焙干),白矾 3 克,胆星 10 克,白附子、
半夏各 9 克,白胡椒、川乌各 5 克,芭蕉根汁 1 小杯。

［用法］将诸药共研为细末,以芭蕉根汁调和成稠糊状。用时
取药糊适量,填满脐中,外盖纱布,胶布固定。每日换
药 1～2 次。涂药至控制发作为止。

［主治］阴痫症。

［出处］《敷脐妙法治百病》

● 偏方6 两砂散

［处方］朱砂、硼砂各 1 克,苯妥英钠 0.25 克。

［用法］取其 1 份填脐,外以纱布覆盖,胶布固定。每天换药 1
次,一般填药 10～15 次可控制发作。

［主治］癫痫久发不愈。

［出处］《中医药物贴脐疗法》

32. 昏厥

昏厥也称厥症,是指突然昏倒,不省人事,四肢厥冷,面色苍
白,轻者昏厥时间较短,自会逐渐清醒,清醒后无偏瘫、失语、口眼
㖞斜等后遗症,严重者,则会一厥不醒而导致死亡。

昏厥的病因很多,主要是由于情志刺激,生气恼怒,气机运行突然逆乱所致。

现代医学之休克、虚脱、高血压危象、低血糖等均可参照本篇施治。

● **偏方1　茴椒散**

[处方] 小茴香、川椒、葱、姜、盐各适量。

[用法] 将小茴香、川椒共研细末,与葱姜一起捣烂,加盐炒热备用。用时将炒热的药物放脐部熨之,直到神清厥回为度。

[主治] 昏厥,四肢逆冷。

[出处]《中国针灸》

● **偏方2　葱白灸**

[处方] 葱白、大艾炷各适量。

[用法] 把葱白切成厚0.5厘米数片或把葱白捣如泥状备用。用时把葱片或葱泥置于脐中,再把艾炷放在葱片或葱泥上,点燃施灸,直至患者苏醒。

[主治] 昏厥,四肢逆冷。

[出处]《中医灸疗集要》

● **偏方3　热盐敷熨法**

[处方] 食盐50克,麦麸适量。

[用法] 将食盐研末炒热,待温,敷脐部,再以麦麸加醋炒热,布包,放盐上熨之,片刻即可使患者苏醒。

[主治] 阳脱昏厥,不省人事。

[出处]（民间验方）

● **偏方4　中寒蒸脐法**

[处方] 麝香、半夏、皂荚各3克。

[用法] 上药共研为细末,填脐中,用生姜切薄片贴脐上,灸7壮,灸关元、气海14壮。

[主治] 寒厥。

［出处］《万病回春》

● **偏方5　丁姜萸灸**

　　［处方］丁香6克,干姜10克,吴萸12克。

　　［用法］上药共压细粉,将药末填满脐孔,上放艾炷灸,壮数不限,灸至患者苏醒为止。

　　［主治］寒厥,不省人事。

　　［出处］《家庭脐疗》

● **偏方6　苏厥饼**

　　［用法］皂角(火煨)60克,蟑螂5只,泥蜂窝1个,蚯蚓3条,冷饭适量。

　　［用法］上药共捣烂,做饼,敷脐部。

　　［主治］昏迷。

　　［出处］(民间验方)

● **偏方7　葱姜附子熨**

　　［处方］干姜粉10克,制附子10克,葱白100克。

　　［用法］上药共捣烂,放锅中炒热,趁温热敷脐部,至苏醒去药。

　　［主治］阳脱昏厥。

　　［出处］(民间验方)

● **偏方8　硫磺芥子散**

　　［处方］硫磺、白芥子各适量。

　　［用法］上药共研细末,填脐。

　　［主治］肢冷厥逆。

　　［出处］《理瀹骈文》

● **偏方9　丁桂干姜灸**

　　［处方］公丁香、干姜、细辛、肉桂各10克,生姜1片,艾炷适量。

　　［用法］将方中前4味药共碾成细末,装瓶备用。用时将药末填满脐孔,盖以生姜片,再将艾炷置于姜片之上,点燃灸之,不拘壮数,灸至患者苏醒为止。

　　［主治］寒厥,不省人事。

［出处］（中医验方）

●偏方 10　敷灸法

［处方］葱白 1 握（连根须,不水洗）,麝香 0.3 克。

［用法］将葱白捣碎,再加麝香共捣烂如糊状,敷脐部,以纱布
　　　　包扎,再用熨斗熨至患者手足汗出,病即告愈。

［主治］厥证。

［出处］（民间验方）

33. 汗症

　　汗症是临床上较常见的病证,指人体阴阳失调,营卫不和,腠
理开合不利,而引起汗液外泄的病证。根据汗出的情况,可分为
自汗、盗汗。自汗是指不因外界环境因素的影响,而白昼时时汗
出,动则更甚;盗汗是指寐中汗出,醒来即止。

　　现代医学的植物神经功能紊乱、甲状腺功能亢进症、结核病
及风湿热等见有多汗者,可参考脐疗法治疗,效果较佳。

●偏方 1　五味子敷脐法

［处方］五味子适量。

［用法］将五味子捣碎如泥状,敷贴脐部,外覆纱布,胶布固定。
　　　　每日换药 1 次,一般在用药 1～2 次内痊愈。

［主治］夜寐盗汗,五心烦热。

［出处］《中医药学报》

●偏方 2　双五子糊

［处方］五味子、五倍子各 100 克。

［用法］上药共研细末,过筛,加入 70％ 的酒精适量,调成稠
　　　　糊状,装入瓶内密封备用。使用时,将如鸽蛋大小的厚
　　　　糊剂,放在事先准备好的 5～6 厘米见方的塑料薄膜或
　　　　不透水的蜡纸上（冬天可用热水袋烘温,不可用火烤,
　　　　以防燃烧,微温后即可使用）,然后把药贴在肚
　　　　脐正中,并以纱布覆盖于药膜上,用胶布固定。24 小时

换药 1 次。

[主治] 自汗、盗汗。

[出处]《中医通报》

● **偏方 3　首乌白矾散**

[处方] 何首乌、白矾等量。

[用法] 上药共研细末,敷脐上,外覆纱布,胶布固定。每日换
药 1 次。

[主治] 自汗、盗汗。

[出处]《中医脐疗法》

● **偏方 4　自汗膏**

[处方] 五倍子、郁金各等份,蜂蜜适量。

[用法] 将前 2 味药混合粉碎为末,过筛,加入蜂蜜调成药膏,取
药膏分别贴于神阙、涌泉、灵墟等穴位,盖以纱布,胶布
固定。1 日 1 换,7 ~ 10 天见效。

[主治] 虚喘干咳,久病体弱,汗出畏寒,动则更甚。

[出处]《穴外贴药疗法》

● **偏方 5　黄柏散**

[处方] 黄柏 2 克。

[用法] 将黄柏研为细末,用温开水调糊,敷脐部。每天换药
1 次。

[主治] 潮热盗汗。

[出处]《理瀹骈文》

● **偏方 6　五砂散**

[处方] 五倍子 10 克,朱砂 2 克。

[用法] 将五倍子、朱砂共研为细末,过筛,贮瓶备用。用时取
药末 2 克,用凉开水调成糊状,临睡前敷于脐孔内,盖
以纱布,胶布固定。每晚临睡前换药 1 次,10 次为 1
疗程。

[主治] 盗汗。

[出处] (民间验方)

●**偏方7　倍乌柏矾膏**

[处方] 五倍子、首乌、黄柏、枯矾各等量,人乳适量。

[用法] 除人乳外,诸药共研为细末,过筛后,与人乳调制成膏,敷于脐上,盖以纱布,胶布固定。每日 1 次,10 天为 1 疗程。

[主治] 盗汗不止。

[出处] (中医验方)

●**偏方8　五倍子牡蛎散**

[处方] 五倍子、煅牡蛎各等量。

[用法] 上药共研为细末,过筛,装瓶中,密封备用。用时取药末 15 克,用醋调和如糊状,涂满脐窝,盖以纱布,胶布固定。每日换药 1 次,10 天为 1 疗程。

[主治] 阴虚或气虚自汗。

[出处] (民间验方)

●**偏方9　当归五黄散**

[处方] 生地、当归、黄连、黄柏、黄芩、黄芪各 5 克,五倍子10 克。

[用法] 上药共研细末,米醋调成糊状,取适量敷贴于脐上,外盖纱布,胶布固定。每日换药 1 次,直至病愈。

[主治] 盗汗。

[出处]《敷脐妙法治百病》

●**偏方10　加味玉屏风散**

[处方] 黄芪、白术、防风、党参各 5 克,五倍子、五味子膏10 克。

[用法] 上药共研为细末,米醋调,敷脐部,外盖纱布,胶布固定。每日 1 次。

[主治] 自汗。

[出处]《敷脐妙法治百病》

34．痹症

痹症是指人体因感受风寒湿热之邪,使气血阻塞,运行不利,引起肢体关节肌肉疼痛、酸楚、麻木、屈伸不利或关节肿胀的一类疾病。

痹症的发生,与气候变化、生活环境、个人体质及抗病能力等因素有关。其病机主要是由于气血痹阻不通,筋脉关节失于濡养所致。与现代医学的风湿病、风湿性关节炎、类风湿性关节炎等疾病相类似。

● 偏方 1　附香萸桂膏

［处方］附片、木香、炒吴萸、马兰子、蛇床子、肉桂各 12 克,生姜汁适量。

［用法］将前 6 味药共碾成细末,装瓶备用。用时取药末 6 克,以生姜汁调如膏状敷于患者脐孔内,外盖以纱布,胶布固定。每天换药 1 次,10 次为 1 疗程。

［主治］关节痹痛,游走不定。

［出处］《敷脐妙法治百病》

● 偏方 2　隔盐灸脐法

［处方］食盐适量,艾炷。

［用法］在肚脐上铺盐使平,约 2 厘米厚,用黄豆大艾炷,视患者壮弱与病情轻重,酌灸 5～30 壮不等,或更多些。也可用艾条熏灸 10～30 分钟,但疗效较差,可隔日 1 熏,或每日熏灸 1 次。灸后皮肤若起水泡,可用消毒针头刺破放水,外涂龙胆紫,敷以消毒纱布,防止感染。

［主治］痹症,关节炎,坐骨神经痛,漏肩风。

［出处］《上海针灸杂志》

● 偏方 3　银朱枯矾散

［处方］真净银朱 9 克,枯矾 12 克。

［用法］上药研为末,铺纸上,做纸捻 3 条。每天早上以 1 条捻

蘸麻油点火向肚脐熏之,盖被睡,取汗即愈。

[主治] 风湿疼痛。

[出处]《增广验方新编》

●偏方4 生姜膏

[处方] 生姜500克(捣烂取汁120克),水胶30克。

[用法] 共煎熬成膏,备用。每次取10克生姜膏摊贴脐部。每
日换药1次。

[主治] 痹症冷痛,得热则减。

[出处]《串雅内编》

●偏方5 当归四逆汤

[处方] 当归10克,桂枝10克,木通3克,细辛3克,芍药3克,
甘草3克,大枣25枚,麝香膏。

[用法] 前8味药煎汤抹心腹及四肢,并炒熨之,麝香膏贴脐部。

[主治] 四肢痹痛。

[出处] (仲景方)

[说明] 如内服与外熨并用,收效更佳。

●偏方6 铁石糊

[处方] 鲜石见穿草、铁扫帚草各0.3克,飞面少许。

[用法] 上药共捣烂,放脐眼内。

[主治] 痰注肢体,关节疼痛,各种炎性疼痛。

35. 消渴

消渴是以多饮、多食、多尿、消瘦或尿有甜味为特征的一种病
症,相当于现代医学的糖尿病。

消渴多因素体阴虚,过食肥甘,饮食失宜,或情志失调,劳逸
失度所致,有上消、中消、下消之分。上消属肺,表现为烦渴多饮,
口干舌燥,兼见尿多、食多,苔薄黄,脉洪数;中消属胃,表现为食
量倍增,胃脘嘈杂,烦热多汗,形体消瘦,大便燥结,兼见多饮、多
尿,苔黄燥,脉滑数;下消属肾,表现为尿多频数,口干舌燥,口渴

多饮、头晕、颧红、虚烦、善饥饮食、腰膝酸软、舌微红、脉细数。脐疗法是针对其基本病机,以阴虚立法,以滋阴、泻热、降糖为主。

● **偏方1 消渴粉**

[处方] 生石膏5克,知母2克,玄参、炙甘草各1克,生地、党参各0.6克,黄连0.3克,天花粉0.2克,粳米少许。

[用法] 将上药提炼制成粉剂,放阴凉处保存备用。每次取药粉250毫升,加盐酸二甲双胍40毫克,混匀。将脐周用毛巾擦净,敷入混匀药粉于脐中,盖以纱布,胶布固定。每5~7日换药1次,每6次为1疗程。

[主治] 消渴。

[出处]《辽宁中医杂志》

● **偏方2 克消散**

[处方] 生石膏5克,知母2克,生地、黄芪各0.6克,怀山药、葛根、苍术各0.3克,炙甘草1克,玄参7克,天花粉0.2克,黄连0.5克,粳米少许。

[用法] 上药共研细末,放阴凉处保存备用。用时取药末15~25克,加盐酸二甲双胍2.5~4克,混匀,按紧,外用棉花覆盖,胶布固定,6次为1疗程。

[主治] 消渴。

[出处]《中药鼻脐疗法》

36. 癃闭

癃闭是指小便量少,点滴而出,甚则闭塞不通的一种病症。一般来说,以小便不利,点滴而短少,病势较缓者为癃;以小便闭塞,点滴不通,病势较急者为闭。二者虽有区别,但都是指排尿困难,只是程度上的不同,一般统称为癃闭。

本病主要是三焦气化失常,膀胱气化不利而致。病因是上焦肺热气壅,水道通调受阻;中焦湿热不解,下注膀胱;下焦命门火衰,不能化水行气。肾与膀胱为发病主要脏器。脐疗法着重以通立法,能恢复排尿功能,促进排尿,达到利尿而救急之目的。

- **偏方 1　蒜栀糊**

　[处方] 大蒜 1 头,栀子 21 枚。

　[用法] 上药加盐捣烂,敷脐部。

　[主治] 小便不通,点滴而出,黄赤刺痛,舌红苔黄。

　[出处]《种福堂公选良方》

- **偏方 2　癃闭方**

　[处方] 生姜 10 克,葱白 3 根,大蒜 3 头。

　[用法] 将上药捣成泥状,贴于脐中。

　[主治] 虚寒所致的小便不利。

　[出处]（民间验方）

- **偏方 3　瓦松熨脐法**

　[处方] 瓦松 100 克。

　[用法] 将瓦松切碎,放锅中炒热,趁其温热熨脐部,冷则再炒
　　　　再熨。

　[主治] 膀胱湿热内蕴所致的小便不利。

　[出处]（民间验方）

- **偏方 4　皂螺泥**

　[处方] 牙皂 3 克,小田螺肉 1 只。

　[用法] 上药共捣烂如泥,填脐中,以布带束住。每日换药 1～2
　　　　次,连续 2～3 日。

　[主治] 尿闭点滴不通,少腹胀痛。

　[出处]（民间验方）

- **偏方 5　牙皂蜂蜜丸**

　[处方] 猪牙皂 30 克,蜂蜜适量。

　[用法] 将猪牙皂研为细末,以蜂蜜调和为丸,纳入脐孔内,上
　　　　覆热毛巾,冷则更换,熨后小便可通畅。

　[主治] 癃闭尿少。

　[出处]（民间验方）

160

- **偏方6 皮硝葱白熨**

　［处方］皮硝 60 克,连须葱白 10 克。

　［用法］上药共捣烂,贴敷脐部,热水袋熨之。

　［主治］热结癃闭。

　［出处］《中药外治疗法》

- **偏方7 车前葱白敷法**

　［处方］车前草 60 克,连须葱白 60 克。

　［用法］上药共捣烂,敷脐上,热水袋热敷。

　［主治］尿少不通。

　［出处］《中药外治疗法》

- **偏方8 菖蒲冰片糊**

　［处方］石菖蒲(鲜根茎)适量,冰片少许。

　［用法］将石菖蒲洗净,放入锅内,加水适量煮至烂,取出入冰片,
　　　　　共捣烂如泥,敷脐部。每日换药 1~2 次,连敷 3~5 日。

　［主治］水肿腹胀,小便不利。

　［出处］(民间验方)

- **偏方9 安尿通**

　［处方］麝香 0.15 克,白胡椒 7 粒。

　［用法］上药为 1 次用量。按此比例配制,白胡椒研细末,瓶装
　　　　　密封备用。用药前先洗净脐部,倒入麝香粉,再撒上胡
　　　　　椒粉,最后盖一圆纸片,外用胶布固定,须贴紧勿令药
　　　　　粉漏出。每 7~10 日换药 1 次,10 次为 1 疗程,每疗程
　　　　　间隔 5 日。

　［主治］寒凝瘀阻尿道所致的小便不畅,少腹胀痛,舌紫黯,脉
　　　　　细涩。

　［出处］《江西中医药》

- **偏方10 莴苣艾灸法**

　［处方］莴苣、盐、艾各适量。

　［用法］将莴苣捣烂如泥,加盐填脐内,艾灸 3 壮。

[主治] 小便不通,少腹疼痛,苔黄舌红。一方单用盐敷脐
亦效。

[出处]《卫生易简方》

● **偏方 11　甘遂葱姜膏**

[处方] 甘遂 15 克,生姜 3 克,葱白适量。

[用法] 将甘遂碾为细末,再将葱姜捣融如膏。用时先将甘遂
末 5 克撒入脐中,以葱姜膏贴在上面,盖以纱布,胶布
固定。

[主治] 小便闭塞不通,寒热通用。

[出处]《穴位贴药疗法》

● **偏方 12　矾葱糊**

[处方] 白矾 9 克,葱根 7 个,艾叶 15 克。

[用法] 先将白矾、葱根共捣成泥状,敷脐部,再加艾叶灸,每日
1 换。

[主治] 一切癃闭,小便不通。

[出处]《山东中草药验方选》

● **偏方 13　椒辛散**

[处方] 白胡椒 1.5 克,北细辛 1 克。

[用法] 将白胡椒、北细辛研成细末备用。用时取药末适量填
入脐部,外用麝香风湿膏覆盖。每 3 日换药 1 次,10 次
为 1 疗程。停药休息两天继续第二疗程。

[主治] 前列腺增生症,尿频,排尿困难。

[出处]《慢性难治性疾病穴位贴敷疗法》

37. 脚气

脚气,又称脚弱。本病多因外感湿邪风毒,或饮食厚味所伤,
积湿生热,流注于脚而成。其症先起于腿脚,初起表现为麻木,酸
痛,两脚软弱无力,或挛急,或肿胀,或发热,进而入腹攻心,呕吐不
食,心悸,胸闷,气喘,神志恍惚,言语错乱,古谓之“脚气冲心”。

中医治疗宜宣壅逐湿为主,兼祛风清热。现代医学认为本病主要是由于缺乏维生素 B_1 所致,因此,在脐疗的同时,仍应补充维生素 B_1,内外结合治疗。

● **偏方 1   田螺盐敷法**

［处方］活田螺数只,食盐适量。

［用法］将田螺去壳和食盐共捣烂如膏状,敷于患者脐孔上,盖以纱布,胶布固定。每天换药 1 次。

［主治］脚气。

［出处］《敷脐妙法治百病》

● **偏方 2   脚气膏**

［处方］吴萸、木瓜、槟榔、大黄各 10 克,麝香膏 1 贴。

［用法］将前 4 味药研成细末,装瓶备用。用时取药末 10 克,以水调成膏状,敷于患者脐孔内,外用麝香膏封贴。每 2～3 日更换 1 次。

［主治］湿脚气。

［出处］(中医验方)

● **偏方 3   苍术黄柏散**

［处方］苍术、黄柏各 30 克,行水膏药肉适量。

［用法］将苍术和黄柏碾成细末,贮瓶备用。用时将行水膏药肉置水浴上溶化,加入适量药末,搅匀,摊涂厚纸或布上,每贴重 20～30 克,贴于患者脐部及痛处。每 2～3 天更换 1 次。

［主治］湿脚气。

［出处］(中医验方)

● **偏方 4   遂丑散**

［处方］甘遂、二丑各 15 克,荞麦面适量。

［用法］将以上诸药混合共研细末,贮瓶备用。用时取药末 10 克,用水制成药饼,在锅内蒸熟后,贴于患者脐孔上,盖以敷料,胶布固定。每天换药 1 次。

［主治］湿脚气。

［出处］《敷脐妙法治百病》

［说明］方中甘遂苦寒有毒，切不可入口。

● 偏方5　麝香葱螺膏

［处方］麝香0.3克，轻粉0.3克，葱白1根，活田螺去壳3只。

［用法］上方除麝香另研外，其余药物混合共捣烂如膏状，先取麝香纳入脐孔内，继取药膏盖之，用纱布覆盖，胶布固定。每2日换药1次，病愈为度。

［主治］湿脚气。

［出处］《中药脐疗大成》

（三）脐疗治疗外科、皮肤科常见病偏方

1. 湿疹

湿疹是一种过敏性、炎症性皮肤病，是临床常见多发病，一年四季皆可发生，可见于任何年龄，可发生于任何部位。其临床表现以多形性皮疹、倾向性湿润、对称分布、自觉剧烈瘙痒、易于复发为特征。可分为急性湿疹和慢性湿疹两大类。急性湿疹初起，患者皮肤灼红，上起红粟、水泡，瘙痒，或皮肤溃烂，渗出液较多，演变成慢性者，多反复发作，缠绵不愈。

中医认为，急性湿疹多因风、湿、热客于肌肤而成；慢性湿疹多为血虚风燥或脾虚所致。

● 偏方　连雄丝绵散

［处方］黄连、雄黄、丝绵烧灰各3克。

［用法］上药共研细末，填敷脐中，外盖纱布敷料，胶布固定。

［主治］婴儿湿疹。

［出处］《中医简易外治法》

2．荨麻疹

荨麻疹是一种过敏性皮肤病,中医学称该病为"瘾疹"、"风疹块"等。成人和儿童均可发病。

本病是皮肤出现鲜红色或苍白色风团,瘙痒剧烈,时隐时现,消退后不留痕迹,有的患者还有胸闷、哮喘、腹痛、腹泻等全身症状。荨麻疹发病的原因很多,主要有吸入花粉、烟雾、动物皮屑等,或进食鱼、虾、韭菜等,或肠道湿热内蕴,寄生虫内生,或因体虚,七情过度,肝肾失养,气血不足,血虚生风等所致。

●偏方1　乌梅膏

[处方] 乌梅10个,扑尔敏30克,甘草末15克,陈醋适量。

[用法] 先将乌梅去核,研为细末,次将扑尔敏和甘草末混合研成细末,再与乌梅末拌和,加入米醋调制成膏备用。取药膏贴于患者脐孔上,外用纱布覆盖,胶布固定。每天换药1～2次,10天为1疗程。连续贴药至病愈为止。

[主治] 荨麻疹。

[出处]《中医药物贴脐疗法》

[说明] 贴药期间禁食鱼、虾、蟹及蛋品。

●偏方2　肤痒散

[处方] 红花、桃仁、杏仁、生栀子各15克,冰片5克。

[用法] 上药共研细末,瓶装备用。每次取药末1克,用凡士林(或蜂蜜)调成糊状,敷脐上,再用敷料固定。每日换药1次,敷2～10次为1疗程。

[主治] 荨麻疹肤痒。

[出处]《脐疗》

●偏方3　治荨麻疹方

[处方] 银胡、胡莲、防风、浮萍、乌梅、甘草各等量。

[用法] 诸药共研为末,取适量填满脐窝,用手压实,纱布盖之,胶布固定。每日换药1次,坚持常贴,1个月为1疗程。

［主治］荨麻疹。

［出处］《中医脐疗大全》

● **偏方4　拔罐法**

［处方］玻璃火罐或玻璃罐头瓶1个。

［用法］用1枚大头针扎入塑料盖,将酒精棉球插到大头针尖上并点燃,立即将火罐罩在脐部上面,待吸力不紧时取下,连续拔3回为1次,每日1次,3天为1疗程。

［主治］荨麻疹。

［出处］《新中医》

● **偏方5　苦参扑尔敏填脐法**

［处方］苦参30克,扑尔敏30克,防风15克。

［用法］将上药各自单独研为细末,分别用瓶贮藏密封备用。临用时取苦参末、扑尔敏末和防风末各10克,混合拌匀,然后把药末填入患者脐窝内,外用纱布覆盖,胶布固定。每天换药1次,10次为1疗程。

［主治］荨麻疹。

［出处］《中医药物贴脐疗法》

［说明］贴药期间禁食鱼、虾、蟹及蛋品食物。

● **偏方6　拔罐法**

［处方］凡士林适量,火罐1个,酒精(或白酒)适量。

［用法］先将凡士林涂在患者脐部皮肤上(涂薄薄一层即可),然后取酒精或白酒少许滴入火罐内,放入少量棉花(药棉),以火点燃,趁火势最旺时,迅速将火罐扣于患者脐眼部位(取体位最好是侧位),扣罐5～10分钟,脐部出现瘀血显著者,疗效最佳。每天拔罐1～3次,3天为1疗程。

［主治］荨麻疹反复发作,经年不断,遇冷水或风寒则发,皮肤瘙痒不堪。

［出处］《中医药物贴脐疗法》

3．皮肤瘙痒症

皮肤瘙痒症,是指皮肤剧烈瘙痒而无任何原发性皮损的皮肤疾病。分全身和局部两种,本病主要见于成年人和老年人,一般与季节有关,可冬重夏轻,亦可夏重冬轻。瘙痒多发生在入睡前,常因情绪、潮湿、进食辛辣、衣服等刺激而诱发或加重,由于过度频繁搔抓,皮肤常继发抓痕、血痂,日久可出现苔藓样变、色素沉着,有时可继发感染。

中医认为,其病因多由湿热蕴于皮肤,疏泄不畅,或血虚肝旺,生风生燥,肌肤失养所致。初起宜清化湿热,祛风润燥;日久当养血活血,清肝止痒。另外,平时应注意忌饮酒类,少食辛辣刺激性食物,多食水果、蔬菜。皮肤干燥者,慎用肥皂,避免热水烫洗,内衣要柔软,宽松,宜穿着棉织品或丝织品。

● **偏方 1　止痒饼**

　[处方] 红花、桃仁、杏仁、生栀子、荆芥、地肤子各等量。

　[用法] 上药共研细粉,取药粉适量,以蜂蜜调为糊状,摊成
　　　　 (3×3×1)立方厘米的药饼,敷贴脐部,外用伤湿止痛
　　　　 膏或胶布固定,1日1次,连用5日。

　[主治] 小儿皮肤瘙痒症。

　[出处]《家庭脐疗》

● **偏方 2　祛风止痒散**

　[处方] 地肤子、红花、僵蚕、蝉衣各9克。

　[用法] 上药共研细末,备用。每次取药粉1~2克,水调为糊,
　　　　 敷于脐部,外用纱布包扎。

　[主治] 皮肤瘙痒。

　[出处]《脐疗》

● **偏方 3　祛痒散**

　[处方] 桃仁、红花、杏仁、生栀子各等份,冰片适量。

　[用法] 上药研为细末,用凡士林或蜂蜜调药末成糊状,摊成3

厘米见方的饼,贴于脐,再用敷料覆盖,胶布固定。每日换药 1 次。

[主治] 皮肤瘙痒症。

[出处]《广西中医药》

● **偏方 4　止痒散**

[处方] 当归、生地、防风、蝉蜕、知母、苦参、胡麻仁、荆芥、苍术、牛蒡子、石膏各 3 克,甘草、木通各 1.5 克。

[用法] 将上药混合,共碾成细末,贮瓶备用。用时取药末 15 克,用酒调,敷患者脐部,盖以纱布,胶布固定。

[主治] 血热风盛,皮肤瘙痒。

[出处]《中药敷脐妙法》

● **偏方 5　老年止痒散**

[处方] 当归、白芍、生地、首乌、苦参、生牡蛎各 10 克,火麻仁、黑芝麻适量。

[用法] 将前 6 味药研细末,火麻仁、黑芝麻共捣烂,与上药末 10 克混匀,敷于脐部,纱布覆盖,胶布固定。每日换药 1 次。

[主治] 老年人皮肤瘙痒,病程长,心烦易怒,生气后加重。

[出处]《中医敷脐疗法》

● **偏方 6**

[处方] 桃仁、红花、大黄、徐长卿各 10 克,胡麻仁适量。

[用法] 将前 4 味药研细末,胡麻仁捣烂,与上药末 10 克混匀,敷于脐部,纱布覆盖,胶布固定。每日换药 1 次。

[主治] 瘙痒时间较长,皮肤常呈抓痕、血痂,甚至呈苔藓样变。

[出处]《中医敷脐疗法》

4. 银屑病

　　银屑病又名牛皮癣,是一种无传染性的慢性易复发的鳞屑性皮肤病。寒冷潮湿,季节变换,精神紧张,焦虑忧郁等常为发病诱因。症见层层银白色鳞屑的丘疹或斑片,剥去鳞屑可露出半透明膜,剥去薄膜可见有小的出血点。本病可发生于任何年龄,以青壮年发病为常见。可发生于身体的任何部位,但以四肢伸侧,特别是肘、膝部好发,呈对称性,其次是头皮、腰骶部。根据本病的皮损特征及侵犯部位,临床上分为寻常型、关节型、红皮型或脓疱型四种类型。属于中医学的"松皮癣"等范围。

● **偏方1　银屑丸**

[处方] 马钱子、水银各35克,朱砂6克,核桃仁12个。

[用法] 先用香油将马钱子炸鼓起来,压成粉,核桃仁放入锅内炒焦轧细,再将3味药拌匀,加水银调和制成15个约鸡蛋黄大小的药丸。用时,以清水洗净患者脐部,将1药丸放入脐中,上盖纱布,胶布固定。24小时后更换新药,同时以药丸擦患处。

[主治] 银屑病。

[出处] 《山东中医杂志》

● **偏方2　银屑灵**

[处方] 升麻9克,葛根30克,赤芍10克,生地30克,大枫子9克,丹参9克,甘草9克,水牛角粉9克,冰片6克。

[用法] 上药共研末,过120目筛,装瓶密封备用。用时将药粉填满脐眼,外敷肤疾宁膏,胶布固定。24小时换药1次,7次为1疗程。

[主治] 银屑病。

[出处] 《北京中医学院学报》

● **偏方3　硫磺椒蛋糊**

[处方] 硫磺、花椒等量,鸡蛋1个。

[用法] 将硫磺、花椒研细末,鸡蛋打孔去鸡蛋清后,将药装入鸡蛋内与鸡蛋黄混匀,置温火上慢慢焙干,连同蛋壳一起研为细末,加香油调成糊状,贴敷脐部,纱布覆盖,胶布固定。每日换药1次。

[主治] 银屑病。

[出处]《中医敷脐疗法》

5. 乳痈

乳痈是乳部急性化脓性疾患,即现代医学的急性乳腺炎。乳痈发于妊娠期,称为"内吹乳痈",多因胎气旺盛,胸满气上,气机失于疏泄,邪热蕴蒸阳明,以致结肿成痈;发于哺乳期,为"外吹乳痈",多因吮乳吹风,毒邪内蕴,或肝气郁结,气滞血瘀,或胃热壅盛,乳路不通,乳汁壅滞,湿热结毒所致。

本病的特征为患乳肿痛,全身寒热,排乳不畅,后可见肿块增大,焮红疼痛等化脓征象。治疗应清热解毒,活血通乳,疏肝解郁,化瘀散结,辨证施治。

● 偏方　菊花公英敷脐法

[处方] 白菊花 15 克,蒲公英 60 克。

[用法] 上药合捣烂,用温开水调匀,装纱布包中,敷于脐部,外用纱布覆盖,胶布固定。1 日换药 1 次。

[主治] 急性乳腺炎。

[出处]《中医简易外治法》

6. 乳癖

乳癖是妇女乳房病常见的慢性肿块,形态不规则,边界清楚,推之移动,质地较软,经前肿痛加重,经后减轻。本病为妇女常见的乳房良性肿瘤,好发于 18 ~ 25 岁的青年妇女。

现代医学认为,本病的发生与雌激素作用活跃有密切关系。中医认为,本病多因郁怒伤肝,思虑伤脾,冲任失调,以致乳络气机阻滞,血瘀痰凝,聚结成核。

● 偏方 1　消癖散

[处方] 蒲公英、木香、当归、白芷、薄荷、栀子各 30 克,地丁、栝楼、黄芪、郁金各 18 克,麝香 4 克。

[用法] 将上药研面,备用。每次用药前,先以75%的酒精将脐部清洗干净,待晾干后把乳脐散0.4克倾于脐部,随后用干棉球轻压散剂上,按摩片刻,即用4平方厘米大小的普通医用胶布密封紧贴脐上。每3日换药1次,8次为1疗程,一般治疗3个疗程。

[主治] 乳腺增生。

[出处]《陕西中医》

● **偏方2　乳核膏**

[处方] 川乌10克,草乌6克,蟾酥3克,蜂蜜适量。

[用法] 诸药共研为极细末,密封备用。用时取药末2.5克,以蜂蜜调膏,敷于患者脐孔及乳核上,纱布盖之,胶布固定。每日1次。

[主治] 乳癖。

[出处]《中医药物贴脐疗法》

[说明] 本膏中草乌、川乌含烈毒,用量不宜过大,一般以小剂量2~2.5克即可。

● **偏方3　治乳核初起方**

[处方] 山慈姑、蚤休各15克,蟾酥5克,陈米醋适量。

[用法] 诸药共研末,过筛后用米醋适量调成膏,取药膏分别敷于脐孔、乳核上,胶布固定。每日1次,10天为1疗程。

[主治] 乳核初起。

[出处](中医验方)

● **偏方4　丹火透热法**

[处方] (1)丹药:硫磺粉30克,朱砂、雄黄各12克;(2)丹座药:法半夏、南星各30克,木香、两头尖各18克,蜂蜜适量。

[用法] (1)丹药制法:将硫磺粉放铜勺中微火烊化,和入雄黄、朱砂调匀,趁热注在平盆上冷却成片状。(2)丹座制法:将丹座药共研末,蜂蜜调成膏状,捏成中心凹陷如

171

栗子大丹座。

将丹座置于患者脐中、乳核表面放稳,取瓜子大丹药片,放在丹座凹陷中点燃,以皮肤有灼热感为度,熄火用油纸和纱布外敷 2 小时,每日 1 次。

[主治] 乳腺纤维瘤。

[出处]《中医验方大全》

7. 脐痈

脐痈是指发生在脐部的急性化脓性感染疾病,属于中医的"外痈"范畴。中医认为,本病多因过食膏粱厚味,以致脾失健运,湿热内生;或素体阴虚火旺,又感受热毒湿邪而致;此外,心脾湿热,火毒下注小肠,结于脐中,以致血凝毒聚而致;或先患脐疮,渗出分泌液,复因搔抓感染而引起。

本病发病时脐部红肿凸起,犹如瓜状,局部灼热,疼痛,若不及时治疗,则会出现内溃透膜,溃后流出浊稠脓汁,久之溢出臭秽污水。经久不收口者,往往形成漏管,称之为"脐漏"。

● 偏方 1　脐痈散

[处方] 苍术 15 克,厚朴、陈皮、甘草各 10 克,川连 12 克,冰片 0.1 克。

[用法] 将诸药共研为细末,过筛后,瓶贮密封,备用。用时取药末 15 克,以冷开水调拌均匀,制成稠糊状,把药糊涂布于患者脐窝患处,外以纱布覆盖,胶布固定。每天换药 1~3 次,至痊愈为止。

[主治] 脐痈初起,脐部肿凸,红肿、热痛,未溃,或已化脓。

[出处]《中药敷脐妙法》

[说明] 治疗期间禁食辛辣、炙炒、烘烤食品,以防内热滋生。

● 偏方 2　万年青汁

[处方] 鲜万年青叶、根适量。

[用法] 将万年青叶、根洗净捣烂,去渣取汁,用棉球蘸万年青

汁涂患处,每天涂 3 次。

[主治] 脐痈初起。

[出处]《中医药物贴脐疗法》

● **偏方 3　仙人掌糊**

[处方] 仙人掌 40 克,红糖 30 克。

[用法] 将仙人掌去刺洗净,切碎捣烂,加红糖调成糊状,直接
敷在脐痈患处上,每天换药 2~3 次。

[主治] 脐痈初起。

[出处]《中医药物贴脐疗法》

● **偏方 4　脐痈锭**

[处方] 飞细石灰末 15 克,大黄 10 克,五倍子 10 克,铜绿 1.5
克,枯矾 10 克,黄丹 3 克,牛黄 1.5 克,麝香 0.9 克,葱
白 15 克,干马齿苋 20 克,蜗牛 10 只。

[用法] 上药除麝香外,其余药物混合研为细末,筛过后,与麝
香共研极细末,以冷开水适量调和,软硬适度,制成药
锭,晾干备用。嘱患者仰卧床上,取药锭 1 条,于盛少
量水碗中来回磨之,磨见药出稠如糊状时,取药糊涂敷
在患者脐痈患处,药干后再涂,每天涂 3~5 次,频频
涂之。

[主治] 脐痈已成,脐突如瓜状,红肿、热痛,痈溃或未溃。

[出处]《中医药物贴脐疗法》

● **偏方 5　黄连枯矾糊**

[处方] 黄连 20 克,枯矾 30 克,朱砂 10 克,冰片 2 克,氧化锌、
炉甘石粉各 10 克。

[用法] 上药分别研为细末,再加氧化锌、炉甘石粉各 10 克,将
各药混合过细筛,高压消毒,贮瓶备用。用时将患者局
部以 3% 双氧水清洗,擦干,取 2% 甲紫溶液适量调上药
粉少许为稠糊状,每天 2~3 次涂于患处,并用消毒敷
料包扎。

[主治] 儿童脐痈,脐突如瓜状,红肿、热痛,痈溃或未溃。

[出处]《中药敷脐妙法》

● **偏方6 蒲公英地丁膏**

[处方] 鲜蒲公英、鲜紫花地丁、鲜鱼腥草、鲜马齿苋各等量,红糖适量。

[用法] 将诸鲜药共捣烂,调成膏,敷于患者脐部痈肿上,外用纱布带束紧,每天换药2～3次。

[主治] 脐痈化脓。

[出处]《中医药物贴脐疗法》

● **偏方7 七仙条插脐法**

[处方] 白降丹、红升、熟石膏各等量,冰片少许。

[用法] 诸药共研为细末,以米糊调和拌匀,制成如香柱大药条,阴干备用。嘱患者仰卧床上,将药条插入漏管疮口中,外以消毒棉纱束紧。每天换药1～2次,至埋口生肌为止。

[主治] 脐痈已溃,内有漏管,脐漏下有硬结。

[出处]《中医药物贴脐疗法》

[说明] 治疗期间禁吃鸡、鲤鱼、猪肉。

● **偏方8**

[处方] 青黛、五倍子、川连、黄柏各等量。

[用法] 将诸药共研末,取药末适量,用陈米醋调成糊状,涂敷脐痈溃疡处,每天涂3～4次。

[主治] 脐痈溃疡。

[出处]《中医药物贴脐疗法》

8. 肠痈

肠痈,是肠内发生急性化脓性感染疾病,本病多因饮食不节,或饭后急奔,或受寒化热导致湿热积滞,肠内壅热,气血瘀阻,酿成肠痈。

本病初起脘部或绕脐作痛,继则移至右下腹,痛处不移,按之痛剧,腹皮微紧,右腿屈而难伸,伴有高热恶寒,恶心呕吐,便秘或泄泻。

● 偏方1　五神膏

[处方] 杏仁30克,玄参15克,蛇蜕、蜂房、乱发各7.5克,麻油300毫升,黄丹100克。

[用法] 先将黄丹单独研末,备用。次将诸药放入麻油中浸泡半天,倾入锅内,文火熬煎至药炸枯,滤去药渣,取油熬至点水成珠时离火,徐徐加入黄丹,不断搅拌,冷却收膏备用。取药膏适量,摊在一块(4×6)平方厘米纱布棉垫上,将药膏敷贴在患者脐部,外加固定。2天换药1次。以泻为度。

[主治] 肠痈已成,溃或未溃,脐腹刺痛,口臭,大便难。

[出处] 《中医药物贴脐疗法》

[说明] 本膏具有贴脐取泻之效,贴药后患者腹急欲便,随即泻下,此为药效。

● 偏方2　六一散

[处方] 滑石粉6份,甘薯粉1份。

[用法] 将上药混合拌匀,填于脐中,外加五神膏覆盖,胶布固定。每日换药1次,7日为1疗程。

[主治] 肠痈初起。

[出处] (中医验方)

[注意] 五神膏配方见上法。

● 偏方3　大黄鸡蛋糊

[处方] 生大黄30克,鸡蛋白2个。

[用法] 将生大黄研末,加鸡蛋白2个,和匀涂于脐孔及脐周。每日涂2~3次。

[主治] 肠痈初起。

[出处] (民间验方)

● 偏方4　肠痈膏

［处方］鲜雾水葛(又名吮脓头)30 克,生木芙蓉叶 30 克,绿豆粉 15 克,蜂蜜适量。

［用法］诸药共捣烂,加蜂蜜调成膏,敷在脐上,绷布或宽布带束紧。每日换药 2~3 次。

［主治］肠痈、溃疡。

［出处］(民间验方)

［说明］忌食公鸡、牛、羊、狗肉及酒类。

● **偏方5 艾灸法**

［处方］艾绒适量。

［用法］将艾绒制成艾炷,离患者脐上下左右各 2 厘米处放艾炷灸之,以腹痛减轻或消失为度。连用数次。

［主治］腹痛无定处,初为绕脐痛,而后转为右下腹痛,恶心,大便秘结或腹泻,苔薄白,脉弦。

［出处］《中药敷脐妙法》

9. 肠梗阻

肠梗阻是肠道传导阻滞不通的一种外科常见急腹症。主要症状是腹痛、腹胀、呕吐、不排便、不排气,严重时常危及生命。

中医认为肠梗阻属腑实证,由于寒热内结,或饮食所伤,七情劳累,跌扑损伤,虫积湿滞等病因造成肠道通降失常,引起脏腑气机不通,血行瘀阻,进而传化失司,水饮内停,而出现痛、吐、胀、闭四大症状。肠梗阻的治疗原则是尽快解除梗阻,恢复肠道通畅。脐疗对早期患者多有较好的疗效,在医生的严密观察下,对短时间内不能解除梗阻的患者,应及时手术治疗。

● **偏方1 丁香散**

［处方］丁香 30~60 克。

［用法］将丁香研成细末,加 75% 酒精调和,对酒精过敏者,可用开水调和。敷于脐及脐周,直径 6~8 厘米,周围胶布固定,或可用绷带固定。

[主治] 麻痹性肠梗阻,肠麻痹。

[出处]《中医杂志》

●偏方 2　消胀通窍散

[处方] 莱菔子 60 克,石菖蒲 60 克,鲜橘叶 100 克,葱白 30 克。

[用法] 将莱菔子研末,其他 3 味捣烂,备用。将上面药物一起放入锅内,加适量白酒炒热,装入纱布袋趁热敷脐中及脐周,反复多次,直至肛门排气为止。

[主治] 肠梗阻。

[出处]《湖南中医杂志》

●偏方 3　大葱熨

[处方] 大葱若干。

[用法] 将大葱切碎捣烂,加醋炒热,熨脐中和阿是穴。

[主治] 急性肠梗阻。

[出处]《中药外治疗法》

●偏方 4　白芥子散

[处方] 白芥子适量。

[用法] 将白芥子研为细末,用开水调成膏,敷神阙穴和阿是穴。贴前,洗净皮肤,涂一层麻油,然后再敷药。待皮肤发赤有烧灼感时去掉。1 日 2 次。

[主治] 肠梗阻。

[出处]《俞穴敷药疗法》

●偏方 5　葱椒矾热敷法

[处方] 大葱、胡椒、枯矾各适量。

[用法] 上药共捣烂,热敷脐腹部。

[主治] 单纯性肠梗阻。

[出处]《穴敷疗法聚方镜》

●偏方 6　烟丝敷剂

[处方] 烟丝 1 份,植物油 2 份。

[用法] 将烟丝与植物油合捣为糊状,敷于脐及脐周围,直径约

6 厘米,厚度 1~2 厘米,让陪护者用手掌心适当加压固定,1 小时后除烟丝检查,如虫体松解不明显者,可适当加以按摩。按摩方法:先是手掌心与包块呈垂直方向进行,然后改为顺时针方向按摩,按摩 15 分钟左右。梗阻解除后即可投以驱蛔药物。有脱水、酸中毒、感染者适当对症治疗。

[主治] 虫积之肠梗阻。

[出处] 《广西卫生杂志》

● **偏方 7　隔姜灸**

[处方] 生姜、冰片、艾绒适量。

[用法] 将生姜切成 0.33 厘米厚薄片,置于脐部,将拌有冰片的艾绒捏成宝塔糖样大小,放置于姜片上施灸。1 片姜烧 3 炷艾(约 20 分钟)为 1 次,每日 3 次。

[主治] 里寒偏盛之肠梗阻。

[出处] (民间验方)

● **偏方 8　通阻膏**

[处方] 生大蒜 120 克,芒硝 30 克,生大黄 60 克,醋 60 毫升。

[用法] 大蒜、芒硝共捣为糊膏;大黄研成粉,用醋调成糊状。敷前,用 2~4 层油纱布作垫,先将大蒜、芒硝外敷神阙穴及阿是穴,2 小时后去掉蒜泥,并用温水洗净蒜汁,然后,将大黄醋糊敷 6 小时。

[主治] 肠梗阻。

[出处] 《俞穴敷药疗法》

● **偏方 9　阿魏丁香膏**

[处方] 阿魏 0.6 克,丁香 0.3 克,麝香 0.06 克。

[用法] 将丁香研末,同阿魏、麝香和匀,放于脐上,外用大膏药贴,并用热水袋熨。

[主治] 肠梗阻,肠套叠。

[出处] (中医验方)

178

● 偏方 10 麝香艾灸

[处方] 麝香 0.15～0.25 克,艾叶适量。

[用法] 将麝香研末,置于神阙穴,再用大于脐中之胶布 1 块外贴,然后点燃艾卷,隔布灸至肛门排出矢气为止。

[主治] 肠梗阻。

[出处] 《民间敷灸》

● 偏方 11 肠梗通

[处方] 葱白、头发、橘叶、皂荚各适量。

[用法] 上药共捣烂,敷脐。

[主治] 小儿麻痹性肠梗阻。

[出处] 《上海中医药杂志》

[说明] 若属热毒型配栀子、滑石、冰片、鸡蛋清;元气亏虚型配肉桂、小茴香、米仁、麝香、麻油。

● 偏方 12 雄黄攻虫散

[处方] 雄黄 3～10 克,鸡蛋清适量。

[用法] 将雄黄研细末,用鸡蛋清调为糊状,敷脐部,外用纱布包扎。若在病人腹部摸到条索样团块,可用热水袋在此处热熨,则会收到更好的疗效。

[主治] 蛔虫性肠梗阻。

[出处] (民间验方)

● 偏方 13 通肠消胀散

[处方] 苍术、白芷、细辛、牙皂各 50 克,丁香、肉桂各 10 克,葱白泥 1 撮。

[用法] 将上药研细末,混合,敷脐部。

[主治] 寒性肠梗阻。

[出处] 《江苏中医杂志》

[说明] 用于小儿中毒性肠麻痹有良效。

10. 胃痈

胃痈,是生于胃脘部的急性化脓性感染疾病,故又名"胃脘痈"。中医认为,本病多由过食膏粱厚味,致使肠胃功能失调,痰湿内生;或郁怒伤肝,肝火犯胃,胃失和降,湿热蕴毒,壅塞胃脘,导致气血凝滞,而形成本病。

本病初起中脘部隐痛微肿,恶寒发热,继而局部坚硬,剧痛难忍,身热不退,甚则呕吐,泻下臭秽脓血。初起治宜通腑泄热,行瘀散结;脓成期治宜化瘀排脓,清热解毒。

●**偏方1 五神膏大黄末敷脐法**

[处方] 五神膏,生大黄末60克。

[用法] 将大黄研为细末,先取五神膏摊于两块(6×4)平方厘米棉垫纱布中间,约厚1.5厘米,次取大黄末填满患者脐窝孔穴,外加五神膏贴于脐窝上,胶布固定,另取大黄末15克掺在五神膏上,贴于中脘穴,以胶布固定,2天换药1次。

[主治] 胃痈。

[出处]《中医药物贴脐疗法》

[说明] (1)五神膏方见肠痈条。(2)贴药期间禁食生鸡、鲤鱼、牛、羊、狗肉及酒类等食物。

●**偏方2 五神膏蜈蚣末敷脐法**

[处方] 五神膏,蜈蚣2条。

[用法] 先将蜈蚣研末,再取五神膏摊于两块(2×6)平方厘米纱布中央,把蜈蚣末掺五神膏上,以1块贴患者脐孔上,另1块贴于中脘穴上,外以胶布固定。每天换药1次,连贴5天为1疗程。

[主治] 胃脘痈,胃脘剧痛,高热不退,皮肤甲错。

[出处]《中医药物贴脐疗法》

[说明] 五神膏方见肠痈条。

● **偏方 3　蚤休黄蛋糊**

[处方] 蚤休 15 克,生大黄 15 克,鸡蛋白适量。

[用法] 前 2 味药共研末,过筛后,以鸡蛋白调成糊,涂敷于脐
中、中脘穴上,每日涂 2 ~ 3 次,干后即换,频换频敷,涂
药后外以纱布盖之,胶布固定。

[主治] 胃痈。

[出处] (民间验方)

● **偏方 4　蛤蟆雄黄冰片方**

[处方] 活蛤蟆 2 只,雄黄 10 克,冰片 6 克。

[用法] 将蛤蟆杀死去内脏,再把雄黄、冰片共研末和匀,撒入 2
只蛤蟆腹壁内,分别覆盖于脐中、中脘穴上,外以绷布
束紧固定,每日换药 1 次。

[主治] 胃痈化脓溃疡。

[出处] (民间验方)

11. 肝痈

肝痈,是脓疡生于肝脏的急性化脓性疾病。中医认为,引起
本病的原因,多因过食膏粱厚味,醇酒炙▋,积湿蕴毒,壅结肝胆
之络,或因情志抑郁,肝火内生,遂使气滞血瘀,聚而成痈。

本病初起表现为右胁胀痛,拒按,不能右侧睡卧,恶寒发热,
或持续高热不退。如脓肿破溃则可咳吐脓血或下痢脓血,并发剧
烈腹痛,以及虚脱等险恶症状。

肝痈初起时治以清肝泻火,成脓时佐以排脓,脓溃时治以清
泄肝肠。现代医学的肝脓疡、化脓性胆囊炎及胆管炎等可参考本
篇进行贴治。

● **偏方 1　复方五神膏**

[处方] 五神膏 1 张,败酱草、蚤休、龙胆草各 30 克。

[用法] 将败酱草、蚤休、龙胆草晒干研末,瓶贮备用。用时将
药末填入脐中,再将摊于牛皮纸(或橡皮膏)中央约 1.5

厘米厚的五神膏贴在脐眼上,绷带束紧固定。每日换
药 1 次。

[主治] 肝痈初起。

[出处]《中医脐疗大全》

[说明] 贴药后会出现轻度腹泻,是药效反应,无需治疗,停药
后其泻可止。

● **偏方 2 仙蚤膏**

[处方] 仙人掌(去刺)60 克,蚤休 60 克。

[用法] 先将蚤休研末,次把仙人掌捣烂如泥,两者混合拌成
膏,分作 2 份,分别贴于脐孔和期门穴上,胶布固定。
每日换药 1～2 次。

[主治] 肝痈初起。

[出处](中医验方)

● **偏方 3 蜈蚣雄黄蛋糊**

[处方] 蜈蚣 2 条,雄黄 12 克,鸡蛋清适量。

[用法] 将蜈蚣、雄黄共研末,加鸡蛋清调成糊,取适量涂布于
脐中、期门穴,纱布盖之,胶布固定。每日涂 3～4 次,5
天为 1 疗程。

[主治] 肝痈下血。

[出处](中医验方)

● **偏方 4 蛤蟆胆汁涂脐法**

[处方] 蛤蟆胆 2～3 个,冰片 0.5 克,麝香 0.3 克。

[用法] 将活蛤蟆 3 个剖腹取胆,刺破取胆汁盛入杯中,再将冰
片、麝香共研末,将药末掺入胆汁调匀涂于脐孔及期门
穴上,每日涂 3～5 次,干后再涂,涂药后用纱布覆盖,
胶布固定。

[主治] 肝痈。

[出处]《中医脐疗大全》

● **偏方 5 蛤蟆六一散**

［处方］活蛤蟆2只,滑石末12克,甘草末2克。

［用法］先杀死蛤蟆,去掉其内脏,次将滑石末与甘草末混合拌匀,即成六一散,撒布于蛤蟆腹壁内,再把蛤蟆腹罨敷在脐中和期门穴上,纱布带束紧固定之。每日换药1次。

［主治］肝痈化脓,溃疡。

［出处］(中医验方)

12. 痔疮

痔疮是直肠末端黏膜下和肛管皮肤下静脉丛扩张、屈曲所形成的柔软静脉团,也有因静脉破裂出血于皮下和炎症刺激引起肛缘皮肤增生所形成的赘生物。根据发生部位及临床症状不同,分为内痔、外痔和混合痔。内痔症状以便血、脱出为主;外痔以异物感和疼痛为主;混合痔则具有内、外痔的双重症状。其病因病机多由饮食不节,长期便秘,起居不慎,导致湿热下注,气血瘀滞所致。

●**偏方　清阳膏贴法**

［处方］清阳膏2贴。

［用法］将清阳膏温化后,分别贴于肚脐及承强穴上,每3日更换1次。

［主治］痔疮出血。

［出处］(中医验方)

13. 脱肛

脱肛,又称直肠脱垂,是指直肠下端脱出肛门外的一种疾病。本病分虚实两证,虚证表现为形体虚弱,倦怠乏力,头昏心慌,肛门脱出,无疼痛赤肿。实证表现为面赤身热,便干尿赤,肛门疼痛,红肿瘙痒。此病老人、小儿多患。脐疗法一般只适用于发病时间短,无炎症的脱肛,且多配合其他疗法,病程长而重的脱肛不宜用脐疗法,应专科诊治。

● **偏方1　吊兰田螺膏**

[处方] 石吊兰10克,田螺肉5只。

[用法] 先将石吊兰碾为细末,再加入田螺肉共捣成膏,敷于脐孔上,外以纱布覆盖,胶布固定。每日换药1次,至病愈为止。

[主治] 湿热下注,肛门外脱,红肿疼痛,溃烂出水。

[出处] (民间验方)

● **偏方2　艾灸法**

[处方] 艾绒1把,盐适量。

[用法] 将细盐填满脐中,上置艾炷灸之,每次3~300壮。

[主治] 老人及小儿脱肛。

[出处] 《千金方》

[说明] 若能配合中药内服则疗效更加明显。

● **偏方3　螺酒泥**

[处方] 活田螺数只,米双酒适量。

[用法] 将田螺捣烂如泥,入米双酒和匀,以芭蕉叶包好,埋于热火灰下,待热后取出,放入肚脐、背部、尾骨等部位。每晚睡前敷1次,连用5~7日为1疗程。

[主治] 大肠湿热,脱肛糜烂,红肿疼痛。

[出处] (民间验方)

● **偏方4　莱菔糊**

[处方] 生莱菔适量。

[用法] 将莱菔捣烂,填满脐中,胶布固定,若有疮即可去除。

[主治] 五脏虚损,气虚下滑之脱肛病症。

[出处] 《本草纲目》

● **偏方5　双麻膏**

[处方] 蓖麻子14粒(净仁),升麻14克。

[用法] 先把蓖麻子仁捣烂如泥,次将升麻研为细末,互相混合

调和如膏。将药膏分作 2 份,分别贴于脐中、百会穴,
用胶布固定,或用纱布束紧。每日 1 次,5~7 天有效。

[主治] 小儿脱肛,久不缩回,局部糜烂之症。

[出处] (民间验方)

●偏方6 缩肛糊

[处方] 黄芪、升麻、枳壳、五倍子各等量,陈醋适量。

[用法] 将上药混合碾为细末,瓶贮备用。用时取药末 30 克,以
陈醋适量调和药末,制成薄糊,摊布于 1 块纱布中间,敷
于脐窝上,盖以胶布固定,药糊干后再换药敷之。每日
3~5 次,频换频敷。

[主治] 中气下陷,脱肛已久,肛门外周糜烂红肿。

[出处] 《中医脐疗大全》

●偏方7 麻参车倍散

[处方] 升麻、党参、车前子、五倍子各等量压粉,蓖麻子 10 粒。

[用法] 每次取药粉 0.5 克,与蓖麻子 10 粒共捣成泥,外敷脐
部,纱布覆盖,胶布固定。每日用药 1 次,连用 5 天。

[主治] 脱肛,局部糜烂渗出。

[出处] 《家庭脐疗》

●偏方8 蓖麻麝香饼

[处方] 红蓖麻叶(鲜者)1 张,红蓖麻子 10 粒,麝香 0.6 克。

[用法] 诸药混合捣至极融烂,制成 2 个小药饼,1 个敷贴于脐
中,另 1 个敷于百会穴,盖以纱布,胶布固定。每天换
药 1 次,10 次为 1 疗程。

[主治] 脱肛已久,肛门溃烂。

[出处] (民间验方)

●偏方9 三叶敷剂

[处方] 柑树叶、桃树叶、薄荷各 30 克。

[用法] 将以上 3 种嫩叶合捣烂如泥,用布包好后敷肚脐眼。

[主治] 因湿热下注所致的脱肛,黏膜表面糜烂肿痛。

● **偏方 10　肛烂方**

［处方］生蜘蛛数个。

［用法］将蜘蛛捣烂,搭脐上。

［主治］脱肛,糜烂肿痛。

［出处］《穴敷疗法聚方镜》

● **偏方 11　鳖升枳倍糊**

［处方］鳖头 1 个(焙干),升麻 5 克,枳壳 10 克,五倍子 5 克。

［用法］诸药共研细末,过筛后以米醋调拌和匀成药糊备用。
用时取药糊适量,涂满脐窝内,纱布盖之,胶布固定。2
日换药 1 次,10 次为 1 疗程。

［主治］小儿脱肛不瘥,肛周红肿,糜烂。

［出处］(中医验方)

14. 面部色斑

面部色斑包括雀斑、色素痣(斑)、寿斑、黄褐斑等。雀斑为
淡褐、深褐或日晒后呈淡黑色的色素性斑点;色素痣初发时扁平
似雀斑,有的痣以后逐渐高起呈乳头状,圆顶状;寿斑见于中老年
人,为扁平的棕色或暗棕色,边缘清楚的色素沉着斑,呈圆形、卵
圆形,或不规则形,虽然避免日晒也不消退;黄褐斑,多见于妊娠
或绝经期妇女,为对称分布之淡褐色斑疹,有时相互融合呈蝴蝶
翼状,又称蝴蝶斑。雀斑、色素痣、寿斑、黄褐斑,一般无自觉症
状,中医认为多为先天禀赋不足,肾水亏虚,或阳明蕴热,肝旺血
燥,以致气血失调,面失所荣而致。

● **偏方 1　祛斑膏**

［处方］山楂、葛根、乳香、没药、穿山甲、厚朴、鸡矢藤各 100 克,
甘草、桂枝各 30 克,细辛、冰片各 15 克,白芍 150 克。

［用法］(1)山楂、葛根、甘草、白芍共水煎 2 次,合并煎液浓缩
成膏。(2)穿山甲、厚朴、桂枝、鸡矢藤、细辛混合共研

末。(3)乳香、没药共溶于95% 乙醇溶液200 毫升中(除去不溶物),再烘干研末。(4)以上3 方混合,加入冰片,研匀,瓶中密贮备用。每次取药粉200 毫克,填脐内,外用胶布贴固。3～7 日换药1 次。

[主治] 颜面斑,瘀阻所致的黄褐斑。

[出处]《中药敷脐妙法》

●偏方2 复方三白散

[处方] 白芷、白芍、白附子等各等量。

[用法] 将上药加工压粉,取药粉23 克装入布袋内制成药芯,把药芯装入固定带中,做成脐疗带。药带中心对准脐部,系于腰间,一般只白天佩带。

[主治] 面部黄褐斑,痤疮。

[出处]《家庭脐疗》

●偏方3 珍珠增白粉

[处方] 珍珠数颗或珍珠层粉15 克。

[用法] 将珍珠磨粉,以水调成糊状,敷于脐中。每周更换1 次,每月敷1～2 次。

[主治] 颜面色斑。

[出处] (民间验方)

●偏方4 祛褐斑散

[处方] 红花、生乳香、鸡血藤、穿山甲、地鳖虫、桂枝各等份,麝香少许。

[用法] 将上药研细末,每次10 克,用醋调敷,外用纱布覆盖,胶布固定。3～5 天换药1 次,每天用热水袋热敷15～30 分钟。

[主治] 面部起黑褐斑,月经不调,有血块,或色紫黯,或痛经等。

[出处]《中医敷脐疗法》

●偏方5

[处方] 柴胡、香附、白芍、白芷、栀子各等份,冰片少许。

[用法] 将上药研细末,每次10 克,醋调,敷脐部,纱布覆盖,胶

布固定。每2~3日换药1次。

[主治] 面部褐色或黑色斑块,肝气郁滞,心烦易怒,口苦,头晕,月经不调。

[出处]《中医敷脐疗法》

●偏方6

[处方] 生地、萸肉、枸杞子、丹皮、黄柏、旱莲草、醋制龟板各等份。

[用法] 将上药共研细末,每次8克,用醋调,敷于脐部,外用纱布覆盖,胶布固定。3~5天换药1次。

[主治] 肾阴亏虚,头晕腰酸,膝软,月经不调,面部黄褐斑。

[出处]《中医敷脐疗法》

(四)脐疗治疗妇科病偏方

1. 月经不调

月经不调是常见的妇科病症,指月经周期、经期、经量、血色、经质出现异常,如月经先期、经行后期、先后无定期、月经过多、月经过少等。导致本病的原因有血热、胞宫虚寒、气滞血瘀、气血两虚等。

现代医学的排卵性功能失调子宫出血、子宫肌瘤、阴道炎症等致的月经紊乱,也属本病。月经不调的治法有固肾、扶脾、理气之不同,应结合经期、经量、血色、经质辨证脐疗。

●偏方1 调经散

[处方] 鹿茸3克,肉桂心、白芍、红花、川芎、干姜各6克,当归9克。

[用法] 将诸药共研细末,瓶贮密封。用时每次取药末3~5克,纳入脐孔内,外以膏药贴在脐孔上,再用胶布固定之。7日换药1次,3次为1疗程。

[主治] 月经不调,超前、推后或先后不定期。

[出处]《中医脐疗大全》

[说明] 本方也可用于先兆流产。

●偏方2 调经糊

[处方] 乳香、没药、白芍、川牛膝、丹参、山楂、广木香、红花各
15克,冰片18克,姜汁或黄酒适量。

[用法] 将以上药物共碾成细末,以姜汁或黄酒适量调糊,分贴
神阙、子宫穴,外用纱布覆盖,胶布固定。2日1换。

[主治] 月经不调,并治痛经。

[出处]《穴位贴药疗法》

●偏方3 调经敷剂

[处方] 益母草60克,夏枯草30克。

[用法] 将上药捣烂,炒热,敷贴神阙、关元穴。

[主治] 月经不调,痛经,闭经。

[出处]（民间验方）

●偏方4 红花膏

[处方] 红花膏(中成药)。

[用法] 贴脐部。3日换药1次。

[主治] 月经不调,腰酸痛,痛经。

[出处]《中国膏药学》

●偏方5 调经灸法

[处方] 乳香、没药、血竭、沉香、丁香各15克,青盐、五灵脂、两
头尖各18克,麝香1克。

[用法] 除麝香外,余药共研细末,混匀,贮瓶密封备用。用时
先取麝香0.2克放脐眼内,再取药末15克,撒布麝香
上,盖以槐皮,槐皮上预先钻一小洞,穴周围用面糊圈
住,以艾绒捏炷,放槐皮上点燃灸之,每日1次。

[主治] 月经不调,经气腹痛,卵巢肿瘤,子宫肌瘤。

[出处]《穴位贴药疗法》

●偏方6 芷香散

[处方] 香白芷 40 克,小茴香 40 克,当归 50 克,细辛 30 克,肉桂 30 克,红花 40 克,延胡索 35 克,益母草 60 克。

[用法] 上药 8 味共水煎 2 次,煎液浓缩成稠状,混入溶于适量 95% 乙醇的乳香、没药液,烘干后研细末,加樟脑备用。每次取 9 克 1 包,用黄酒数滴,拌成糯糊状,外敷神阙穴或关元穴,用护伤膏固定,药干则调换 1 次。一般连续 3~6 次,即可病愈。

[主治] 月经不调,经闭腹痛。

[出处] (民间验方)

● **偏方7 先期膏**

[处方] 大黄 128 克,玄参、生地、当归、赤芍、白芷、肉桂各 64 克。

[用法] 上药以小磨香油 1000 克熬至枯,去渣,用黄丹 448 克收膏。用时贴于脐中及关元穴,外覆纱布,胶布固定。每日 1 次,月经前后 10 日用,3 个月为 1 个疗程。

[主治] 月经先期,量多,色红,质黏稠。

[出处] 《中药贴敷疗法》

● **偏方8 硫磺理中丸**

[处方] 理中丸 1 份,硫磺 1 份。

[用法] 将理中丸捣碎研末取适量,加入等量硫磺,填入神阙穴,纱布覆盖,胶布固定。每 3 日更换 1 次。

[主治] 月经过多,面色苍白,小腹冷痛。

[出处] 《民间敷灸》

● **偏方9 调经药袋熨脐法**

[处方] 当归、川芎各 15 克,白芍、苁蓉、炒五灵脂、炒延胡索、白芷、苍术、白术、乌药、小茴、陈皮、半夏各 9 克,柴胡 6 克,黄连同吴萸炒各 3 克。

[用法] 诸药混合碾为粗末,装瓶备用。取药末适量,以黄酒炒热,白布袋子包裹,热熨脐孔及四周,熨后将药末敷在

患者脐孔上,外以胶布固定。每天换药 1 次,至月经准停药。

[主治]月经紊乱,周期不准,或行经少腹痛。

[出处]《中医药物贴脐疗法》

● 偏方 10　二皮膏

[处方]二皮膏(中成药)。

[用法]贴脐部。3 日换药 1 次。

[主治]气虚血寒,经血清冷,月经不调,赶前错后,行经腹痛。

[出处]《全国中成药成药处方集》

● 偏方 11　养血调经膏

[处方]养血调经膏(中成药)。

[用法]用微火化开,贴脐上。

[主治]月经不调,腹痛带下。

[出处]《全国中成药成药处方集》

2．痛经

痛经,是指妇女经行前后或经行期间,小腹及腰部疼痛,甚至剧痛难忍,常可伴有面色苍白,头面冷汗淋漓,经行不畅,经色黯红,挟血块,经后痛缓解。体虚气血不足者,伴有头晕、心悸、全身乏力等。本病是妇女常见病之一,多发于青年妇女。

本病的发生主要是由于情志郁结,气机不畅,或寒凝胞宫,气血运行不畅而致病。此外,身体虚弱,气血不足,子宫发育不良,以及子宫和生殖器官炎症等也会引起痛经。

痛经的治疗原则,是根据“通则不痛”的原理,主要是以通调气血为主。

● 偏方 1　治疗痛经药饼

[处方]香附、乳香、没药、细辛、延胡索各等量。

[用法]诸药混合研末,过筛,瓶贮封存备用。于每次月经前取药末 15 ～ 25 克,以米酒适量调拌和匀,制成小圆饼 1

个,贴于脐孔上,胶布固定。3~5日换药1次。

[主治] 妇女经期腹痛。

[出处] (中医验方)

[说明] 贴药期间忌食生冷、辛辣食物。

●**偏方2 失笑膏**

[处方] 五灵脂、蒲黄、香附、丹参、台乌药各等量。

[用法] 将上药加工碾碎为细末,取药末适量,调热酒适量成厚膏状,把药膏摊于纱布上,贴敷于患者脐部,外以胶布固定。每天换药1次,病愈停药。

[主治] 妇女经期少腹或腰骶部疼痛,或经前经后少腹疼痛,乳房胀痛。

[出处]《中医药物贴脐疗法》

●**偏方3 蒲芷香盐熨**

[处方] 石菖蒲30克,香白芷30克,公丁香10克,食盐500克。

[用法] 先将前3味药碾成细末,再将食盐炒至热极,把药末倒入拌炒片刻,取出装入布包袋中,扎紧袋口。嘱患者仰卧床上,取药袋热熨脐部及痛处,待药袋不烫时敷脐上,覆被静卧片刻即愈。倘1次未愈,可再炒热,继续熨敷1次。

[主治] 妇女月经前后,或来潮时少腹疼痛。

[出处]《中医脐疗大全》

●**偏方4 蛴螬威灵仙散**

[处方] 蛴螬1只,威灵仙9克,米酒少许。

[用法] 将前2味药烘干,研为细末,入米酒和匀,敷脐部,外盖纱布,胶布固定。每晚临睡前贴敷,第二天早上除去,连用5~7次为1疗程。

[主治] 因瘀血阻滞、经脉不通所致的痛经。

[出处] (民间验方)

●**偏方5 调经止痛散**

192

［处方］炮姜 10 克,山楂 20 克,元胡 6 克。

［用法］上药共研细末,取药末 6 克,用黄酒调为糊状,敷脐部,
外以胶布固定。每天换药 1 次。

［主治］妇人宫寒,月经不调,痛经,腰酸怕冷。

［出处］《脐疗》

●偏方6 痛经散

［处方］白芷、五灵脂、青盐各 6 克。

［用法］上药共研末,每次取药末 3 克,填于脐中,上盖姜片,用
艾炷灸之,以自觉脐腹部有温暖感为度。隔日 1 次。

［主治］经期腹痛,拒按,喜温,肢冷。

［出处］《脐疗》

●偏方7 蚕沙益母熨

［处方］晚蚕沙 100 克,益母草 60 克,小茴香、桂枝、赤芍各
30 克。

［用法］上药研为粗末,装入药袋,入锅蒸之,趁热熨敷脐腹、关
元、阿是穴。

［主治］寒凝血瘀型痛经、闭经。

［出处］《中华自然疗法》

●偏方8 白芥子饼

［处方］白芥子 15 克,面粉 150 克。

［用法］白芥子捣为细末,加入面粉,用沸水调匀,制成药饼,趁
热敷脐上,3～4 小时痛即止。若不效,可再敷 1 次。

［主治］痛经,畏寒喜温。

［出处］《内病外治》

●偏方9 三七酒

［处方］三七,黄酒。

［用法］将三七研末,用黄酒调匀,稍温热,外敷脐腹。

［主治］瘀血阻滞,痛经,崩漏。

［出处］(民间验方)

● **偏方 10　芎归散**

［处方］当归、川芎各等量。

［用法］上药共研为散,每用少许,炒热熨脐部。

［主治］痛经,胎前、产后诸病。

［出处］《敷脐疗法》

● **偏方 11　麝香隔槐皮灸**

［处方］台麝香 0.3 克,槐树白皮 1 块,艾绒适量。

［用法］将麝香放于脐上,盖槐树白皮灸 6 ~ 7 壮,脐部可起一
泡,用针刺破黄水即愈。

［主治］宫冷脉涩,经期腹痛,舌淡,苔白。

［出处］《中医验方集锦》

● **偏方 12　乳没散**

［处方］乳香、没药各等量。

［用法］上药研细末,水调为药饼,贴脐,胶布固定。

［主治］瘀阻型痛经。

［出处］《穴位贴药与熨洗浸疗法》

● **偏方 13　清凉油**

［处方］清凉油适量。

［用法］用清凉油擦神阙穴,1 日 2 ~ 3 次,即效。

［主治］痛经。

［出处］(民间验方)

● **偏方 14　细辛末**

［处方］细辛适量。

［用法］将细辛研细末,敷脐部。

［主治］痛经。

［出处］《中级医刊》

● **偏方 15　葱白生姜糊**

［处方］葱白、生姜、食盐各适量。

［用法］共捣烂,炒热,敷脐部。

［主治］痛经。

［出处］《中级医刊》

●**偏方 16　葱白熨脐法**

［处方］葱白 5 根。

［用法］将葱白捣烂,放锅内炒热,敷脐部。早晚各 1 次,月经来
　　　　潮前 5 天用至月经来潮为止,连用 3~5 个月。

［主治］痛经。

［出处］《四川中医》

●**偏方 17　盐酒敷法**

［处方］生盐 250 克,白酒适量。

［用法］将生盐放锅内炒热,入白酒和匀,再炒片刻,用布包好,
　　　　趁热熨于肚脐、小腹部,每日 3 次,每次 20~30 分钟,连
　　　　熨数日,以愈为度。

［主治］气血瘀滞型痛经。

［出处］《常见病民间传统外治法》

3. 闭经

　　女性年逾 18 岁月经尚未来潮,或月经周期建立后又停止 3 个
月以上者称为闭经。前者称原发性闭经,后者称继发性闭经。妊
娠期、哺乳期、绝经以后的"停经",均为生理现象,不属闭经范畴。

　　本病发生的原因,多因痰湿内阻,脾阳失运,经络受阻,胞脉
不通;或因精神上过度紧张和刺激,或生活环境突然变化,使肝气
郁结,气机不利,血瘀不行;或经期冒雨涉水,感受风寒;或过食生
冷及寒凉药物,血为寒凝,气机不畅;或气血不足,血海空虚,冲任
失养;或机体发育不良,肾气虚衰,天癸未充;或多产房劳,肝肾受
损等,而致闭经。闭经应辨证虚实而论治。

●**偏方 1　益母月季方**

［处方］益母草 120 克,月季花 60 克。

［用法］将上药放在砂锅内加清水 2500 毫升煎浓汁,捞去药渣,

仍放在文火上炖之,保温备用。嘱患者仰卧,以厚毛巾2条泡在药汁内,轮流取出拧去药汁,热敷脐眼及下腹部,以腹内有温热舒适感为佳,通常敷药后4~6小时可见效。

[主治] 瘀阻闭经。

[出处] (民间验方)

●偏方2 茺蔚蚕沙熨

[处方] 茺蔚子、晚蚕沙各300克,大曲酒100毫升。

[用法] 先将茺蔚子、晚蚕沙各150克放入砂锅炒热,旋以大曲酒100毫升洒入拌炒片刻,将药末装入白布袋中,扎紧袋口即成熨药袋,趁温热在脐孔部持续熨之,至袋中药冷,再取另一半蚕沙和茺蔚子炒大曲酒熨脐腹。连续2次后,覆被静卧半天,月经即可通下。

[主治] 瘀阻经闭。

[出处] (民间验方)

●偏方3 梧桐阿魏膏

[处方] 鲜臭梧桐皮2500克,阿魏90克。

[用法] 先将梧桐皮煎熬去渣取汁,再入阿魏熬成膏,涂在布上,贴脐部2~3天能下血,如腹内仍有硬块者再贴1张。

[主治] 闭经,少腹结块。

[出处] (民间验方)

●偏方4 蚕沙麝香膏

[处方] 蚕沙30克,麝香0.5克,黄酒适量。

[用法] 先将麝香另研末备用。次将蚕沙碾为细末,以黄酒适量调和成厚膏备用。用时取麝香末0.25克,填入脐孔,再取药膏敷于脐上,外以纱布覆盖,胶布固定。2日换药1次。

[主治] 瘀阻胞脉所致的闭经。

196

● **偏方5 螺蛳贴脐法**

［处方］鬼螺蛳14个。

［用法］将螺蛳研碎,油纸摊,贴脐上,缚定。

［主治］血热瘀滞所致的闭经。

［出处］《本草纲目拾遗》

● **偏方6 参术四物膏**

［处方］党参、白术、当归、熟地、白芍、川芎各等量。

［用法］上药共为细末,以黄酒适量调和成膏。用时先将脐部
洗净擦干,再取药膏敷贴于脐上,外盖纱布,胶布固定。
2日换药1次,连续敷至病愈为止。

［主治］气血两亏、胞宫空虚所致的闭经。

［出处］《敷脐妙法治百病》

● **偏方7 通经散**

［处方］五灵脂、生蒲黄各30克,桃仁、大黄、生乳香、生没药各
15克,麝香少许。

［用法］除麝香外,余药共研细末,瓶贮备用。先将麝香放脐
内,用面粉水调围脐一周,填满药物,上置生姜或槐树
皮一块,用艾炷灸之,1岁1壮,1~3日1次。

［主治］瘀阻之闭经。

［出处］《中医脐疗大全》

● **偏方8 山楂芍姜膏**

［处方］鲜山楂10枚,赤芍3克,生姜15克。

［用法］上药共捣烂如泥,放锅中炒热,熨脐部。每次熨30分
钟,每日1次,连用3~5次。

［主治］寒凝瘀阻闭经。

［出处］《脐疗》

● **偏方9 通经饼**

［处方］白胡椒、黄丹、火硝各9克。

［用法］上药共研细末,水调做成 3 个药饼备用。将脐部洗净,
　　　　把药饼 1 个贴脐部,再用热水壶置药饼上熨之,连用
　　　　2~3 次。

［主治］瘀滞闭经。

［出处］《脐疗》

●偏方 10　蜣螂威灵丸

［处方］蜣螂 1 只,威灵仙 10 克。

［用法］上药烘干,共研细末,或用酒精调为丸。纳脐,膏药盖
　　　　贴,约 1 小时去药。

［主治］瘀阻型闭经。

［出处］《中医外治法》

●偏方 11　绿矾散

［处方］绿矾 15 克。

［用法］将绿矾炒热,待温贴脐。

［主治］瘀阻闭经。

［出处］《脐疗》

4．经行吐衄

　　经行吐衄是指月经将临潮时,或月经期出现吐血、衄血,常伴
月经周期而发作之病症。引起经行吐衄的主要原因是肝郁化火,
迫血上溢,或阴虚内热,虚火无制,迫血妄行,导致血热气逆,经血
妄行。治疗以清热降逆,引血下行为主。若症属肝经郁火,伴有
烦躁易怒,两胁胀痛者,加强疏肝清热;症属阴虚火旺时,伴有手
足心热,潮热,头晕者,加强滋阴清热。

●偏方　栀柏丹郁饼

［处方］黄柏、丹皮、山栀子、广郁金各 15 克,大蒜适量。

［用法］上药共捣烂,做饼状,敷于肚脐部及脚心涌泉穴。

［主治］血热妄行所致的经行吐衄病症。

［出处］《穴敷疗法聚方镜》

5. 崩漏

妇女不在行经期间,阴道大量出血,或持续下血,淋漓不断者,称为"崩漏",亦称"崩中漏下"。一般以来势急、出血量多的称"崩",出血量少或淋漓不净的为"漏"。崩与漏出血情况虽然不同,但二者常互相转化,故概称崩漏。

本病多因内伤七情,外感热邪,过食辛辣食物等因素导致肝、脾、肾及冲任功能失调,不能制约经血所致。

● **偏方1 温经行气散**

[处方] 肉桂3克,吴萸6克,当归9克,干姜6克,艾叶6克,元胡9克,沉香3克,香附6克,小茴香6克。

[用法] 上药研细末,装入双层纱布袋中。敷脐,绷带固定,另用热水袋置药上温之。1日3次,每次30分钟。

[主治] 子宫出血,畏寒肢冷,面色晦暗,舌淡苔白,脉沉细。

[出处] 《福建中医药》

● **偏方2 益智沙苑散**

[处方] 益智仁、沙苑子各30克,艾叶6克。

[用法] 上药共为细末,醋调如泥,敷于肚脐部,纱布覆盖,以胶布固定。每日换药4次。

[主治] 肾虚崩漏。

[出处] 《敷脐妙法治百病》

● **偏方3 补脾止漏散**

[处方] 党参、白术、黑炮姜、乌贼骨各15克,甘草6克。

[用法] 上药共为细末,醋调如泥,敷于肚脐部,纱布覆盖,以胶布固定。每日换药1次。

[主治] 脾虚崩漏。

[出处] 《敷脐妙法治百病》

● **偏方4 隔盐灸**

[处方] 食盐、蒲黄炭各等量,艾炷适量。

[用法] 将上药混合拌匀备用,用时取适量填满脐孔,高出皮肤少许,将艾炷置于药面上频灸至阴道出血停止为止,一般灸1~2次即可奏效。

[主治] 寒凝胞宫,崩漏不止。

[出处] (民间验方)

● **偏方5 隔姜灸**

[处方] 生姜片5~10片,艾炷(如黄豆大)10~15粒。

[用法] 取生姜1大块,用刀切成薄片5~10片;再取艾绒做成绒炷,每炷如黄豆大,共做艾炷10~15粒,备用。患者仰卧,取生姜片1片置于脐孔上,把艾炷放姜片上点燃之,连续灸10壮,每天灸1~2次,灸到血止为度。

[主治] 功能性子宫出血。

[出处] (民间验方)

● **偏方6 烟盐敷脐法**

[处方] 烟叶适量,生盐少许。

[用法] 将烟叶捣烂如泥,入生盐拌匀,用纱布包好。敷肚脐上,每日换药1次,连敷3~5日为1疗程。

[主治] 崩漏,虚寒性子宫出血。

[出处] 《常见病民间传统外治法》

● **偏方7 热崩糊**

[处方] 生地、地骨皮各15克,黄芩、黑栀子、炙龟板、煅牡蛎各12克,丹皮10克。

[用法] 上药共为细末,醋调如泥,敷于肚脐部,纱布覆盖,以胶布固定。每日换药4次。

[主治] 血热崩漏。

[出处] 《敷脐妙法治百病》

6. 带下

带下病是指女子阴道内的分泌物增多,其色、质、气味异常并伴有乏力。本病多由脾、肾二脏的功能失调所致。如饮食劳倦,损伤脾胃,脾虚失运,水湿下注,伤及任带二脉;或早婚多产,肾气损伤,任带二脉失约,均可导致带下病。

白带是一种症状,可见于生殖道各种炎症或癌症。

● **偏方1　止带饼**

[处方] 醋炒白鸡冠花3克,土炒白术3克,茯苓3克,红花3克,荷叶炭3克,陈壁土30克,白酒适量。

[用法] 先将陈壁土放入锅内炒成褐色,次将余药5种碾成细末,再把药末放入炒过的壁土中同炒片刻,旋即以白酒适量倒入烹之,待半干时取出,捏成1个药饼备用。用时把药饼温热敷于患者脐孔上,外以纱布覆盖,胶布固定。每天换药1次,5~7天为1疗程。

[主治] 脾虚湿热,白带量多。

[出处]《中医药物贴脐疗法》

● **偏方2　盐艾熨**

[处方] 食盐、艾叶各等量。

[用法] 把食盐和艾叶放入砂锅中炒至热极,取出,装入毛巾袋中包裹成熨袋,趁热将熨袋放置于患者脐部反复熨之,药袋冷却后,再炒热再熨,如此连续熨30~45分钟。每天熨1次,10天为1个疗程。

[主治] 妇女白带过多。

[出处]（民间验方）

● **偏方3　止带散**

[处方] 党参12克,白术12克,炙甘草10克,干姜6克。

[用法] 上药共研细末,敷脐中,胶布固定。3日换药1次。

[主治] 脾虚带下。

[出处]《国医论坛》

● **偏方4　二香散**

[处方] 丁香3克,木香3克,吴茱萸4.5克,肉桂1.5克。

[用法] 上药研为末,敷脐部。2 日换 1 次。

[主治] 带下色白,量多清稀。

[出处] 《湖南中医杂志》

● **偏方5 止带丸**

[处方] 硫磺 18 克,母丁香 15 克,麝香 3 克,大蒜 1 头。

[用法] 上药共捣如泥,制丸如花生米大,取药丸 1 粒放脐中,外
贴暖脐膏。

[主治] 赤白带下,子宫虚冷。

[出处] 《理瀹骈文》

● **偏方6 赤白浊丹**

[处方] 椿根白皮 100 克,干姜、白芍药、黄柏各 30 克。

[用法] 上药用油熬去渣,以黄丹收膏,摊贴脐部。

[主治] 湿热下注,赤白带浊。

[出处] 《理瀹骈文》

● **偏方7 芡实桑螵蛸糊**

[处方] 芡实 30 克,桑螵蛸 30 克,白芷 20 克。

[用法] 上药共研细末,用米醋调成糊状,取适量敷于脐部,胶
布固定。每日更换 1 次,连用 5 ~ 7 天为 1 疗程。

[主治] 肾虚、带多、色白。

[出处] 《生活百事通》

● **偏方8 盐灸法**

[处方] 食盐(生食盐更佳)少许。

[用法] 将盐研细,敷神阙穴,后用艾灸,有灼热感,5 ~ 10 分钟。

[主治] 白带量多。

[出处] 《常见病多发病中草药手册》

● **偏方9 补虚止带熨**

[处方] 党参 10 克,白术 10 克,甘草 3 克,炮姜 9 克,炮附子 9
克,补骨脂 10 克。

[用法] 上药共研为细末,用米醋适量炒热,装布袋内,敷于肚脐,冷后再炒,再敷。每日 1~2 次,每次 30 分钟,7 天为 1 疗程。

[主治] 脾肾阳虚,带下量多,绵绵不绝,如涕如唾,或见色白无臭,腰腹冷痛,纳少便溏,神疲倦怠,面色萎黄等症。

[出处] 《国医论坛》

● 偏方 10 泥敷法

[处方] 当归、川芎、桃仁、小茴香、红花、桂枝、白芍、败酱草、香附各 20 克,乌药、山慈姑各 30 克,刘寄奴、白花蛇舌草各 40 克,制乳香、制没药各 15 克。

[用法] 上药水煎取液,调成药物泥,脐腹部湿敷,每日 1 次,每次 20 分钟,10 次为 1 疗程。

[主治] 湿毒蕴结、血行不畅所致的慢性盆腔炎,宫颈炎,阴道炎,带下黄臭,少腹胀痛,腰酸等症。

[出处] 《中华自然疗法》

● 偏方 11 元参膏

[处方] 元参膏(中成药)。

[用法] 将膏药贴肚脐部,3 日换药 1 次。

[主治] 妇人虚寒带下、色白清稀,又可用于久泻,腹冷痛。

[出处] 《全国中药成药集》

7. 妊娠恶阻

妊娠早期出现恶心呕吐,头晕厌食,这是妊娠常有的反应,经过一段时间之后,反应症状可逐渐消失。若反应严重,恶心、呕吐频繁,甚至水谷难下,反复发作者,称之为妊娠恶阻。

产生恶阻的原因是由于脾胃虚弱与肝胃不和,导致胃失和降,冲脉之气上逆。治疗以调气和中,降逆止呕为主,并注意饮食和情志方面的调摄。

● 偏方 1 生姜方

［处方］生姜 6 克。

［用法］将生姜烘干,研为细末,用水调膏,纱布包裹,敷脐部。

［主治］妊娠期恶心。

［出处］《中医外治法集要》

［说明］用鲜生姜片敷脐亦可。

● **偏方 2　丁香半夏糊**

［处方］丁香 15 克,半夏 20 克,生姜 30 克。

［用法］丁香、半夏共研细末,生姜煎浓汁,调为糊状。取适量涂于脐部,用胶布固定。连敷 1 ~ 3 日。

［主治］脾胃虚寒,胃失和降,早孕呕吐。

［出处］《生活百事通》

● **偏方 3　恶阻膏**

［处方］刀豆子 5 个,白豆蔻 3 克,生姜汁、生紫苏叶汁、生萝卜汁各 1 杯。

［用法］先将刀豆子、白豆蔻共碾碎成细末,再取姜汁、紫苏叶汁、萝卜汁与药末拌和调匀,捣成厚膏状,敷脐。

［主治］妊娠恶阻,气滞气逆,呕吐不休,恶心厌食甚则进食难下。

［出处］《敷脐妙法治百病》

● **偏方 4　黄连茱萸止呕膏**

［处方］黄连 12 克,吴茱萸 6 克,紫苏叶汁 1 小杯,刀豆子 5 个。

［用法］将黄连、吴茱萸、刀豆子共研细末,再取紫苏叶汁与药末拌和调匀成厚膏状,备用。将患者脐部洗净,取药膏适量,敷贴于脐孔上,外以纱布覆盖,胶布固定。每日换药 2 ~ 3 次,直至病愈为止。

［主治］肝火犯胃,呕吐苦水或酸水,食入即吐,胸胁胀痛。

［出处］《敷脐妙法治百病》

● **偏方 5　雄黄倍矾饼**

［处方］雄黄、五倍子各 30 克,枯矾 15 克,葱头 5 个,肉桂 3 克,

公丁香 2 克,酒适量。

[用法] 将上药研末共捣烂,加酒适量调和,制成圆形小饼备用。用时取药饼 1 个,贴于脐中,压紧,胶布固定,再用艾条隔药悬灸 15～20 分钟,每日 1～2 次。

[主治] 妊娠恶阻,剧吐不止,水食不入。

[出处]《中医药物贴脐疗法》

● 偏方6　姜豆膏

[处方] 鲜生姜汁 1 小杯,刀豆壳(烧灰存性)10 克,米醋适量。

[用法] 将刀豆壳烧灰研为细末,姜汁加入刀豆壳灰中调和,掺入米醋适量制成膏备用。取药膏如红枣大 1 块,贴于患者脐孔上,盖以纱布,胶布固定。每日贴膏 1～3 次。

[主治] 妊娠恶阻,呕吐。

[出处] (民间验方)

● 偏方7　半夏砂蔻糊

[处方] 半夏 15 克,砂仁 3 克,白豆蔻 3 克,生姜汁 1 小杯。

[用法] 将前 3 味药碾成细末,以姜汁调和药末如稠糊状备用。先用生姜片擦患者脐孔发热,再取药糊涂敷于脐孔上,外以纱布覆盖,胶布固定。每日涂药 3～5 次,干后再涂,频换频涂药,疗效颇佳。

[主治] 妊娠恶阻,痰湿气滞,呕吐痰涎,胸闷纳呆,四肢乏力。

[出处]《敷脐妙法治百病》

8　妊娠水肿

　　妊娠水肿,是指妇女妊娠的中后期出现面目及下肢浮肿的疾患。中医临床上称之为"子肿"、"子满"、"子气"等病名。本病的形成,主要是由于肺、脾、肾三脏的功能失调,同时与膀胱、三焦的关系十分密切。由于肺气不宣,脾失健运,肾阳不足,命门火衰,不能化气行水;或因气机郁滞,升降不利,而影响到膀胱气化功能失常,导致三焦不通,体内水液潴留而引起水肿。

本病的主要症状是:颜面及双下肢浮肿,伴见胸闷腹胀、心悸气短、四肢逆冷、尿少便溏等。一旦发生妊娠水肿,应在医生指导下进行治疗。

● **偏方1　车前螺蒜泥**

[处方] 车前子10克,大田螺4只(去壳),大蒜瓣5个(去皮)。

[用法] 先将车前子研为极细末,加入田螺、大蒜共捣烂如泥,捏成古铜钱大圆形药饼。用时取药饼1个烘热贴于孕妇脐孔上,纱布覆盖,胶布固定。每日换药1次。

[主治] 妊娠水肿。

[出处] (民间验方)

● **偏方2　消肿膏**

[处方] 白术、茯苓各30克,砂仁、陈皮各15克,葱白、鲜生姜各适量。

[用法] 将前4味药共研细末,每次取药末5克,生姜5片,葱白3根,共捣成膏状备用。用时取膏药加凉开水适量调如糊状,敷在孕妇肚脐上,外以纱布覆盖,胶布固定。每日换药2~3次,直至病愈为止。

[主治] 妊娠脾虚水肿。

[出处] 《敷脐妙法治百病》

● **偏方3　子肿膏**

[处方] 地龙、甘遂、猪苓、硼砂、肉桂各10克,姜汁、食醋各适量。

[用法] 诸药共碾为末,加姜汁、食醋适量,调和如厚膏,敷于孕妇脐孔上,纱布覆盖,胶布固定。每日换药1次。

[主治] 妊娠水肿,小便不利。

[出处] 《中医脐疗大全》

● **偏方4　商陆丁香膏**

[处方] 商陆100克,公丁香2克,葱白、鲜生姜各适量。

[用法] 将商陆研为细末,过筛,每次取药末3~5克,葱白2根,

捣融成膏,备用。用时取药膏 5 克,用凉开水适量调如糊状,敷在孕妇脐孔上,盖以纱布,胶布固定。每天换药 1 次,一般 7 日为 1 疗程。

[主治] 妊娠脚肿,小便不利。

[出处] (民间验方)

9. 妊娠痫症

妊娠后期,或正值分娩时,或分娩后,忽然眩晕倒仆,昏不知人,四肢抽搐,牙关紧闭,目睛直视,口吐白沫,少时自醒,醒后复发,或昏迷不醒,为妊娠痫症,也称"子痫"或"子冒"。

妊娠痫症发作以前,如出现头痛头晕,眼花目眩,上腹不适,胸闷泛恶,小溲短少等前驱症状,而临床检查常可出现高血压、水肿、蛋白尿等体征,现代医学则称"先兆子痫"。本病发生的主要原因是肝阳上亢。中医分型有阴虚肝旺和脾虚肝旺两种。

● 偏方 1　子痫丸

[处方] 芫花 25 克(醋浸 1 日),明雄、明矾、白胡椒各 3 克,胆南星 5 克,生姜汁 1 小杯。

[用法] 将诸药混合碾末,瓶贮密封备用。临用时取药末 15 ~ 30 克,加入生姜汁调和如泥,捏成圆形药丸如桂圆大,纳入脐孔中,以手按紧,纱布覆盖,胶布固定。每日换药 1 次,至控制发作为止。

[主治] 妊娠期痫症,头晕目眩,手足抽搐。

[出处] 《中医脐疗大全》

● 偏方 2　痫症散

[处方] 丹参、硼砂各 1 克,苯妥英钠 0.25 克。

[用法] 上药共研细末,将药末分成 10 等份,每次取 1 份填敷入患者脐孔中,纱布覆盖,胶布固定。每天换药 1 次,连续用药至控制发作。

[主治] 妊娠痫症,妊娠后期或分娩时突然昏倒,不省人事,全

身痉挛,角弓反张,手足抽搐,牙关紧闭,两目上视,移时自醒。

[出处]《中医药物贴脐疗法》

● **偏方 3　复方马钱子灸法**

[处方] 马钱子(制)、僵蚕、胆南星、明矾各等量,青艾叶、姜适量。

[用法] 将诸药混合粉碎为末,然后把艾叶、姜和诸药末混合捣融为膏,取药膏 10 克贴于脐中、会阴穴上,上敷艾粒点燃,施灸随年壮,1 日 1 次。

[主治] 妊娠痫症。

[出处]《民间敷灸》

[说明] 治疗期间忌食油腻及刺激性食物。

10. 胎萎不长

胎萎不长是指孕妇腹形明显小于妊娠月份。多因漏红伤胎,使胎儿发育受阻,或孕妇素体虚弱,或有宿疾,脾胃不和,气血不足,胎失滋养所致。治疗以补中益气,养血安胎为原则。

● **偏方 1　益肾补胎散**

[处方] 杜仲、补骨脂各 30 克,菟丝子 15 克,枸杞子 20 克。

[用法] 上药共研细末,水调,涂敷于脐上。每日 1 换。

[主治] 肾虚胎萎不长,头晕耳鸣,腰膝酸软,舌淡苔白,脉沉细。

[出处]《敷脐妙法治百病》

● **偏方 2　补胎糊**

[处方] 党参、白术、当归、枸杞子、白芍、黄芪各 30 克,甘草10 克。

[用法] 上药共研细末,水调,涂敷于脐上,每日 1 次,直至病愈。

[主治] 适用于气血不足,胎萎不长,面色萎黄,头晕短气,疲倦懒言,舌淡苔少,脉细弱无力。

11．妊娠小便不通

妊娠期间,小便不通甚至小腹胀急而痛,以致心烦不得卧者,称为妊娠小便不通。中医称妊娠癃闭。本症的发生,多见于妇女妊娠后期。

妊娠小便不通多由于妊娠后期肾阴不足,肾阳虚衰,孕后胎居母腹赖以气载,胎儿渐大,中气虚,无力举胎,以致胎重下压膀胱,膀胱气化不利,水道不利溺不得出;或肾气不足,系胞无力,胎元下坠,压迫膀胱;或湿热内侵,下注膀胱,使膀胱化气行水功能失常,而引起小便不通。临床有气虚、肾虚之分,应辨证施治。

● 偏方 1　甘遂敷脐法

[处方] 甘遂 15 克,甘草 10 克。

[用法] 将甘遂研为细末,以水加入调成膏状,敷于患者脐孔内,以纱布覆盖,胶布固定。继将甘草煎汤汁服下。此法敷药后片刻,小便即通如泉涌,诚为救急良方。

[主治] 妊娠小便不通,寒热皆可治之。

[出处]《中医药物贴脐疗法》

[说明] 甘遂与甘草药性相反,甘遂只供外敷用,不作内服,两药不能混在一起,否则会引起毒副作用。

● 偏方 2　升麻参术膏

[处方] 升麻 20 克,党参、白术各 15 克,葱白适量。

[用法] 将前 3 味药研为细末,取适量与葱白共捣为膏,敷贴于患者脐孔上,外以纱布覆盖,胶布固定。隔 12 小时换药 1 次,通常敷用 2~3 次小便便通。

[主治] 妊娠气虚,小便不通。

[出处]《敷脐妙法治百病》

● 偏方 3　车前滑石涂脐法

[处方] 车前草 200 克,滑石粉 30 克。

［用法］将车前草捣烂取汁,调滑石粉,外涂脐周围,涂药直径约 13 厘米。

［主治］妊娠小便不利,下肢浮肿。

［出处］《妇人大全良方》

● **偏方 4　蚯蚓泥**

［处方］蚯蚓泥 10 克。

［用法］将蚯蚓泥以水调,敷脐。外以纱布覆盖,胶布固定。

［主治］孕期膀胱湿热,尿少尿黄。

［出处］《简明医彀》

● **偏方 5　莴笋叶糊**

［处方］莴笋叶 20 克。

［用法］将莴笋叶捣烂,敷脐。纱布覆盖,胶布固定。

［主治］妊娠期急性尿闭不通。

［出处］《简明医彀》

● **偏方 6　盐葱方**

［处方］食盐(炒)15 克,葱白适量。

［用法］将食盐、葱白混合捣融如膏状,贴神阙穴上,胶布固定。12 小时换药 1 次。

［主治］妊娠癃闭,小腹胀满,急躁不安。

［出处］《穴外贴药疗法》

● **偏方 7　葱盐螺膏**

［处方］鲜葱白 15 根(连须),食盐 15 克,田螺 5 只。

［用法］将 3 味药共捣烂如膏状,取药膏敷贴于脐孔上,外以纱布覆盖,胶布固定。隔 12 小时换药 1 次。

［主治］妊娠后小便癃闭不通,心烦内热,少腹胀急。

［出处］《中医药物贴脐疗法》

● **偏方 8　食盐艾灸法**

［处方］食盐 30 克,艾绒适量。

［用法］将艾绒捏成黄豆大艾炷 21 壮。嘱孕妇仰卧,将食盐填

入患者脐孔中,再取艾炷置于食盐上面点燃灸之,连续灸21壮,如果小便仍不通,再灸,至小便通利为度。

[主治] 妇女妊娠小便不通,心烦不安,气短紧促,面足浮肿,头晕,四肢欠温。

[出处] 《中医药物贴脐疗法》

● 偏方9　车前膏

[处方] 车前草30克。

[用法] 将车前草用冷开水洗净,捣烂如泥,用湿毛巾将患者肚脐擦干净,然后将药泥敷上,用布带包扎固定。每日换药2次,连用2~3日。

[主治] 妊娠小便不利。

[出处] 《常见病民间传统外治法》

● 偏方10　葱盐药袋熨脐法

[处方] 四季葱白60克(切碎),食盐12克。

[用法] 先将食盐入锅内炒极热,次入葱白碎末同拌炒。待嗅到葱香时,旋即取出,装入白布袋。嘱孕妇仰卧,并抬高一只脚,左右不拘,最好以布带吊起,旋以热葱盐袋敷于脐下少腹上,待小便解下后,则可去掉葱盐药袋。

[主治] 妊娠后小便不通,尿急,少腹拘急,腹胀。

[出处] 《中医药物贴脐疗法》

12．胎漏、滑胎

胎漏是指妇女怀孕3个月以内,阴道有少量出血,时有时止或淋漓不止,称为胎漏。滑胎是指连续3次以上自然流产者,称为滑胎。其发病多因气血两亏、肾虚、血热、外伤,以致冲任不调,不能养胎、载胎所致。治疗以安胎为主,并根据不同情况,分别采用补气、固肾、养血、清热等法。

● 偏方1　益母莲艾散

[处方] 益母草(烧存性)、莲蓬房(烧存性)、艾叶各15克,食醋

适量。

[用法] 将以上药物共碾为细末,以食醋调和如泥状,备用。用时取药泥 30 克,敷贴于脐孔上,外盖纱布,胶布固定。每天换药 1 次。

[主治] 习惯性流产。

[出处] (中医验方)

● **偏方 2　菟丝饼灸法**

[处方] 菟丝饼 1 块(研末),艾炷(如黄豆大)适量。

[用法] 嘱患者仰卧床上,取菟丝饼末填满脐窝,略高出肚皮 1~2 厘米,旋取艾炷置于上点燃灸之。按年岁计,每岁灸 1 壮,每日灸 1~2 次。

[主治] 习惯性流产。

[出处] (民间验方)

● **偏方 3　胶艾熨**

[处方] 阿胶 10 克,艾叶 10 克。

[用法] 先将阿胶烊化,艾叶焙干研末,将艾叶末放阿胶液中调匀成糊,直接涂于患妇脐中,盖以纱布,胶布固定。再以热水袋置脐上熨之。每日 1~2 次。

[主治] 先兆流产,阴道持续少量出血。

[出处] (民间验方)

● **偏方 4　苎麻根糊**

[处方] 白苎麻根内皮 30 克。

[用法] 将苎麻根捣烂,敷于脐部,胎安后即去药。

[主治] 胎动漏红。

[出处] (民间验方)

● **偏方 5　葱蜜糊**

[处方] 葱白根、蜂蜜各适量。

[用法] 将葱白根、蜂蜜共捣烂,敷脐中。

[主治] 先兆流产,气阴两亏,胎动不安。

●偏方6　杜仲骨脂散

［处方］杜仲、补骨脂各 20 克。

［用法］上药共研细末,贮瓶备用。用时取适量水调,敷脐部,
　　　　纱布覆盖,胶布固定,1 日换药 1 次,贴至病愈。

［主治］肾虚血亏,胎动不安,阴道少量出血。

［出处］（中医验方）

●偏方7　水火膏

［处方］井底泥、灶心土、青黛各等量。

［用法］先将井底泥、灶心土混合碾碎为末,加入青黛共碾均
　　　　匀,温水搅和调成膏。取药膏适量,敷贴于患者脐孔
　　　　上,外以纱布覆盖,胶布固定。每天换药 1 次,连敷 5 ~
　　　　7 次为 1 疗程。

［主治］胎动不安,阴道下血不断,小腹坠胀。

［出处］《中医药物贴脐疗法》

●偏方8　保胎糊

［处方］大黄、芒硝、板蓝根、浮萍、海蛤粉各 3 克。

［用法］上药共研细末,水调药末成糊状,敷脐,外覆纱布,胶布
　　　　固定。每日 1 次。

［主治］胎动不安,阴道见红。

［出处］《理瀹骈文》

●偏方9　隔盐灸脐法

［处方］细盐适量。

［用法］取细盐适量,填满脐孔,上置艾炷灸之(艾炷如枣核
　　　　大),每次 5 ~ 20 壮,隔日灸治 1 次,10 次为 1 疗程。

［主治］习惯性流产。

［出处］（民间验方）

13. 难产

怀孕足月,孕妇临产时,胎儿不能顺利娩出,名"难产"。引起难产的因素有产力异常,产道异常,胎儿异常,胎位异常等。难产一证,有虚有实,治以调和气血为主,虚者补而调之,实者行而调之。

● **偏方1　难产仙方**

[处方] 蓖麻仁(取白仁)7个,麝香1克。

[用法] 上药共捣如泥,用绢帛包之。勒在脐中,即时产下。

[主治] 难产。

[出处]《串雅外编》

● **偏方2　巴豆麝香饼**

[处方] 巴豆2粒,麝香0.3克。

[用法] 巴豆去壳,同麝香研为一饼。敷贴于脐上,即产。产下即去其饼,迟者子肠亦出。

[主治] 难产横生不下。

[出处]《胎产秘书》

● **偏方3　难产丸**

[处方] 蓖麻子100粒,雄黄、朱砂各4.5克,蛇蜕0.3米长。

[用法] 将蛇蜕烧存性,上药共研细末,饭和为丸,如弹子大。临产时先用川椒汤淋脐下,拭干,取1丸药填脐内,外用纱布包扎,头产出时即去药。

[主治] 难产。

[出处]《产鉴》

● **偏方4　龟板麝麻膏**

[处方] 醋炙龟板6克,麝香0.3克,火麻仁6克。

[用法] 将龟板烘干,研为细末,过筛,再和火麻仁(研细末)、麝香调均匀,用油调成膏。敷脐部及脐下,纱布覆盖,胶布固定。

［主治］难产。

［出处］《中医外治法集要》

● **偏方5　龟壳散**

［处方］龟板60克,川芎、当归各30克,发灰15克,蝉蜕7个,蛇蜕1条。

［用法］前3味药共研细末,后3味药烧灰,以葱汁、麻油调敷脐部,闭目静卧一时即生。

［主治］难产,胎死不下。

［出处］《理瀹骈文》

● **偏方6　难产方**

［处方］生龟板240克,麻油500克,黄丹、铅粉各60克,车前子12克,川芎10克,当归10克,半夏6克,冬葵子12克,枳壳、白芷、白蔹各5克,葱汁20毫升。

［用法］先将龟板放入麻油内浸3~5天,倒入锅中加热,炸枯去渣,过滤沉淀,再将油熬至滴水成珠时,徐徐投入黄丹、铅粉,搅拌收膏。然后,将余药烘干,研为细末,过筛,加入葱汁、麻油调为膏状备用。用时先把药糊涂在膏药上面,敷神阙穴,纱布覆盖,胶布固定,安卧即生。

［主治］难产。

［出处］《中医外治法集要》

14. 产后血晕

　　产妇分娩后,突然发生头晕目眩,不能坐起,或心胸满闷,恶心呕吐,甚则神志昏迷,不省人事,称为产后血晕。

　　本病发生的原因,多因产妇素体气血亏虚;或因分娩时产程较长,精力耗损太过;或产后失血过多,血不上荣于脑,以致营阴下夺,孤阳上冒,气随血脱,心无所养;或因产时体虚,感受寒邪,瘀血浊液为寒邪凝滞成瘀阻,瘀血上攻,迫乱心神而致产后血晕。

若病情危重,神志昏迷,冷汗淋漓,脉微欲绝者,应中西医结合抢救。

● **偏方 1　蓖麻冰附糊**

[处方] 蓖麻仁 30 粒,冰片 1 克,附子 15 克。

[用法] 上药共打烂成糊状,敷脐部。并用皂角末吹入鼻孔令
　　　　嚏,再以荆芥穗(炒)9 克,小蓟 30 克,红糖 30 克,水煎
　　　　浓汁服下。

[主治] 产后血晕,面色苍白,四肢逆冷,意识淡漠。

[出处]《穴敷疗法聚方镜》

● **偏方 2　葱白蜂蜜糊**

[处方] 葱白、蜂蜜各适量。

[用法] 将葱白、蜂蜜共捣烂,敷脐部。

[主治] 产后血晕。

[出处]《常见病验方研究参考资料》

● **偏方 3　参归血竭糊**

[处方] 人参、当归各 9 克,血竭 0.5 克,黄酒适量。

[用法] 先将前 2 味药研为细末,加黄酒调成糊状,备用。血竭
　　　　研为极细末,填入脐孔,再将药糊覆盖于血竭上,外盖
　　　　纱布,胶布固定。2~4 小时换药 1 次。

[主治] 产后瘀血内阻之血晕。

[出处]《敷脐妙法治百病》

● **偏方 4　参茸散**

[处方] 人参 9 克,鹿茸 0.5 克,百草霜 9 克,童便适量。

[用法] 将人参、鹿茸分别研为细末。先将鹿茸纳入脐中穴,再
　　　　将人参、百草霜掺匀,以童便调成糊状,贴敷于鹿茸上,
　　　　纱布覆盖,胶布固定。

[主治] 产后血虚气脱之血晕。

[出处]《敷脐妙法治百病》

216

15. 产后腹痛

产后腹痛是指产妇分娩后,发生少腹疼痛为主症的病症。多因产时失血过多,或产后体虚,血室正开,风寒之邪乘虚入侵胞脉,血为寒凝,气机被阻而腹痛。可用脐疗法治之。

● **偏方1 失笑散熨脐法**

[处方] 生蒲黄 10 克,五灵脂 10 克。

[用法] 上药共研粗末,洒酒少许于药上,放锅上炒之令热,装布袋内,趁热熨脐部,每次熨 20 分钟,每日熨 1～2 次。

[主治] 产后瘀阻腹痛。

[出处]《脐疗》

● **偏方2 枳芍桂甘散**

[处方] 枳壳、生白芍、肉桂、生甘草各等份。

[用法] 上药共压粉。每次取药粉 30 克,以醋调为膏状,敷脐部,纱布覆盖,胶布固定,外用热水袋热敷。

[主治] 产后宫缩不良所致的腹痛。

[出处]《家庭脐疗》

● **偏方3 艾绒熨脐方**

[处方] 艾绒适量。

[用法] 将艾绒铺脐部,以纱布覆盖,放热水袋熨之。

[主治] 寒凝性产后腹痛。

[出处]《敷脐妙法治百病》

● **偏方4 补血止痛散**

[处方] 党参、当归、川芎各 10 克,甘草 6 克,黄酒适量。

[用法] 上药共研细末,每次取药末 10 克,用黄酒调为糊状,敷贴于患者脐部,以纱布覆盖,胶布固定。每天换药 1 次,直至病愈为止。

[主治] 产后血虚腹痛。

[出处](中医验方)

16. 产后感冒

产后感冒是指妇人产后气血两亏,正气不足,复感风寒、风热之邪所引起的外感表证,临床表现为产后恶寒发热,头痛肢痛,流涕、咳嗽等。治疗以养血益气,疏风解表为原则。若症见发热口渴,咽红肿痛偏盛者,可配合辛凉解表,切忌大剂发汗,以免伤正。

●偏方1　荆防芎归膏

[处方] 当归25克,黑芥穗15克,防风9克,川芎12克,发灰3克,炮姜1.5克,黑豆1撮,葱白3根。

[用法] 上药8味,煎汤熏口鼻,再用麻油熬,黄丹收膏,加牛胶搅,贴脐部、心口、背脊部。

[主治] 产后感冒风寒。

[出处]《理瀹骈文》

●偏方2　天麻芎归散

[处方] 川芎、当归、天麻、羌活、熟地各10克。

[用法] 上药共研细末,备用。每次取药末10克,用醋调,敷脐部,纱布覆盖,胶布固定。每日换药1次。

[主治] 产后百脉空虚,营卫不和,外感风邪所致的感冒发热,头痛头胀。

[出处]《理瀹骈文》

●偏方3　养血祛风散

[处方] 荆芥穗、薄荷叶、苏叶各10克,板蓝根、当归各15克。

[用法] 上药共研成末,备用。每次取药末5克,填脐中,外用纱布包扎。每日换药1次。

[主治] 产后营血不足,感冒发热,咽喉肿痛,苔薄脉浮。

[出处]《脐疗》

17. 产后尿失禁

产后尿失禁是指妇人产后小便失禁,多因膀胱气化失职所

218

致。临床可分为三种,症属气虚型,常伴有少气懒言,面色无华,治宜益气固涩;肾虚型,常伴有腰酸腿软,面黯怕冷,治以温肾固涩;产伤型,多有膀胱受伤史,且尿中混有血丝,治宜固脬化瘀。

● **偏方1 益气膏**

[处方] 党参 30 克,白术 30 克,当归 15 克,川芎 10 克,柴胡 10 克,升麻 10 克。

[用法] 将以上药物加水煎熬,去渣浓缩成稠膏,备用。用时取药膏适量摊于蜡纸或纱布中间,贴于患者脐孔及脐下 1.5 寸气海穴上,外以胶布固定。2 日换药 1 次,连续贴药至病痊愈为止。

[主治] 产后气虚,小便频数,甚则失禁,面色无华,倦怠乏力,小腹坠胀,舌淡,苔薄白,脉缓弱。

[出处]《敷脐妙法治百病》

● **偏方2 尿频散**

[处方] 吴茱萸、附子、桑螵蛸(烧炭存性)、油桂、茴香子各 10 ~ 15 克,黄酒适量。

[用法] 上药共研为细末,过筛,加黄酒调和如糊状,备用。临用时取药糊 30 克,涂满产妇脐窝,外以纱布覆盖,胶布固定。待脐部发痒,即可去掉敷药,通常敷 3 ~ 4 次可愈。

[主治] 肾阳虚衰型产后小便频数。

[出处]《敷脐妙法治百病》

● **偏方3 缩尿散**

[处方] 吴茱萸 15 克,益智仁 15 克,小茴香 15 克,官桂 10 克,面粉 10 克,白酒适量。

[用法] 将前 4 味药碾成粉末,再加面粉拌匀,用热酒调和,做成药饼一个,用时将药饼敷于患者脐孔上,外加纱布覆盖,胶布固定。待敷处发痒时则去掉。通常用 1 剂即可正常。

［主治］产后肾阳虚衰,小便频数或失禁,腰酸畏寒,舌质淡,苔薄白而润,脉沉迟无力。

［出处］《敷脐妙法治百病》

● **偏方4　桂附丁香饼**

［处方］肉桂、附子各15克,母丁香、公丁香各10克,黄酒适量。

［用法］将上4味药共碾成细末,以黄酒调匀,制成圆饼如一元硬币大,烘热,贴于脐孔上,纱布覆盖,胶布固定。2天换药1次。

［主治］妇人产后尿频或不禁之症。

［出处］(中医验方)

● **偏方5　肉桂丁香饼**

［处方］肉桂30克,丁香10克。

［用法］上药共研细末,黄酒适量调匀,做成饼,贴神阙穴,纱布覆盖,胶布固定。2日换药1次。

［主治］肾阳虚型产后尿频数、尿失禁。

［出处］《敷脐妙法治百病》

18．产后大便难

产后饮食如常,数日不解大便,或排便时干燥疼痛,难以解出者,称产后大便难,又称产后便秘。

引起本病的原因,多因产前血虚,产时或产后失血过多,或产后多汗,致血液、阴液亏损,不能濡润肠道;或因素体气虚,气虚则大肠传导无力,不能运送大便;或素体阳盛,产后血水俱下,阴液易亏,内灼津液,肠道失于滋润则产后大便难。治宜养血润燥,以润下为法。

● **偏方1　甘遂盐灸法**

［处方］甘遂3克,食盐5克,麝香0.3克,陈艾叶适量。

［用法］将以上前3味药混合研末,拌匀填入脐窝,略高出肚皮,以艾叶做成圆艾炷如黄豆大,置于药上点燃,灸5～

9 壮。

[主治] 产后大便秘结。

[出处] (中医验方)

● **偏方2　田螺麝香饼**

[处方] 活田螺 5~7 只,麝香 0.3 克。

[用法] 先将田螺去壳,取肉加入麝香共捣烂,捏成小圆饼 1 个,贴敷于产妇脐孔上,纱布覆盖,胶布固定。每日换药 1~2 次,连贴 3~4 日为 1 疗程。

[主治] 产后大便秘结,小便不利。

[出处] (民间验方)

● **偏方3　通便饼**

[处方] 黄芪、党参各 15 克,升麻 9 克,葱白 5 根,生姜汁 1 小杯,淡豆豉 15 粒。

[用法] 先将黄芪、党参、升麻共研为细末,用时取 10 克,和葱白、生姜汁、淡豆豉共捣成泥状,软硬适中,捏成药饼备用。用时取药饼蒸热,趁热敷贴于产妇脐孔上,外以纱布覆盖,胶布固定。每日换药 1~2 次。

[主治] 产后气虚,大便数日不解,汗出气短,舌质淡,苔薄白,脉缓。

[出处] 《敷脐妙法治百病》

● **偏方4　生地麦冬田螺方**

[处方] 鲜生地 30 克,鲜麦冬 15 克,活田螺 5~7 只。

[用法] 先将田螺去壳,取田螺肉和生地、麦冬共捣成厚膏,备用。用时取药膏贴敷于产妇脐孔上,外用纱布覆盖,胶布固定。每日换药 1~2 次,连贴 3~4 日为 1 疗程。

[主治] 产后津亏,大便干燥,面色萎黄,皮肤不润,心悸失眠,舌质淡,苔薄白,脉细。

[出处] 《敷脐妙法治百病》

19. 产后恶露不绝

胎盘娩出后,经阴道排出胎宫内的余血浊液超过 20 天以上仍淋漓不断者,称恶露不绝,亦称恶露不止。

引起本病的原因,主要是产后气血亏损,冲任不固,瘀血内聚,气血运行失常所致。因冲为血海,任主胞胎,恶露为血所化,而血源于脏腑,注于冲任。若脏腑受病,冲任不固,则可导致恶露不绝。其发病因素多与气虚,血热,血瘀等有密切关系。

● **偏方 1　化瘀祛露散**

[处方] 附子、肉桂、母丁香各 10 克,五灵脂、蒲黄、茜草根各 15 克,黄酒适量。

[用法] 将以上药物混合研为细末,过筛后,装瓶中密封备用。用时取药末 15 ~ 20 克,以黄酒适量煮热,加入药末调和成厚膏,敷贴患者脐孔和子宫穴,以纱布覆盖,胶布固定。每 3 日换药 1 次。

[主治] 产后寒凝血瘀,恶露不绝。

[出处] 《敷脐妙法治百病》

● **偏方 2　百草霜糊**

[处方] 百草霜适量。

[用法] 将百草霜以热烧酒调匀,涂脐上。

[主治] 产后阴道流血不止。

[出处] 《常见病验方研究参考资料》

● **偏方 3　伏龙肝散**

[处方] 伏龙肝 100 克。

[用法] 将伏龙肝研末,用醋调为糊状,敷脐部。

[主治] 产后下血不止。

[出处] 《产宝》

● **偏方 4　止露方**

[处方] 黄芪、党参、白术各 15 克,升麻 10 克,龙骨(飞)10 克,

222

甘草 6 克,米醋适量。

[用法] 将上药共研为细末,取药末 15 ～ 30 克,以米醋调成糊状,敷贴于患妇的脐孔上,外用纱布覆盖,胶布固定。每日换药 1 次,直至病愈为止。

[主治] 脾不统血,产后恶露不止。

[出处] 《敷脐妙法治百病》

● **偏方 5　恶露散**

[处方] 当归、川芎、肉桂、炙甘草各 15 克,蒲黄、乳香、没药、五灵脂各 7.5 克,赤芍 3 克,血竭 1.5 克(另研),热酒适量。

[用法] 上药除血竭外,其余药共碾成细末,贮瓶备用,血竭另研备用。用时取药末 15 ～ 30 克,与血竭 0.5 克混合拌匀,加入热酒调和成膏,将药膏敷贴于脐孔上,外盖纱布,胶布固定。隔 3 日换药 1 次,至恶露干净方可停药。

[主治] 产后恶露不尽,色紫黯有瘀块,面色萎黄,神疲乏力。

[出处] 《中医药物贴脐疗法》

● **偏方 6　益母红花糊**

[处方] 益母草 30 克,红花 15 克,桃仁 20 克。

[用法] 将 3 味药混合共碾成细末,取药末 15 ～ 30 克,以黄酒调成糊状,敷患者脐部,盖以纱布,胶布固定。每日换药 1 次。

[主治] 产后恶露淋漓不止,量少,色紫黑或夹血块。

[出处] 《中医敷脐妙法》

20．不孕症

不孕症,是女子结婚 3 年以上,有正常的性生活,配偶健康,而不受孕者;或已生育一胎后,又中断,久不孕 3 年以上者,通称为不孕症。前者称原发性不孕,后者称继发性不孕。

本症的原因有先天性的生理缺陷和后天性病理因素。后天性不孕,大多由于七情内伤,外感六淫之邪;或气血偏盛,阴阳失衡;或饮食不节,嗜食酸冷,导致月经失调,冲任虚损,胞宫寒冷等原因造成不孕。脐疗法治疗宜温肾填精,补养冲任。

● **偏方 1 丹椒茴香散**

[处方] 黄丹 6 克,白胡椒 50 克,小茴香 100 克。

[用法] 上药共研为细末,装入纱布袋内,贴于脐部,用腰带固定。10 日换药 1 次,怀孕后停药。

[主治] 宫冷不孕。

[出处]《河北中医学院学报》

● **偏方 2 温宫种子灸法**

[处方] 五灵脂、白芷、青盐各 6 克,麝香 0.3 克,面粉适量,艾炷适量(如黄豆大)。

[用法] 上药混合研为细末。用时取面粉加水调和制成面条,以之围绕脐孔周围,取药末填满脐中,以艾炷点燃置于药末上灸之。连续灸至患者脐中有温暖感觉即停灸。每隔 3 天填药灸 1 次,10 次为 1 疗程。

[主治] 妇女子宫寒冷,冲任失调,久婚无子。

[出处]《中医药物贴脐疗法》

● **偏方 3 椒盐散**

[处方] 川椒 21 粒,盐适量,艾炷(如黄豆大)适量。

[用法] 先把食盐炒至干燥,次把川椒碾成细末,待用。嘱患者仰卧床上,首先把炒干的食盐填满患者脐窝略高 1～2 厘米。接着取艾炷放于盐上点燃灸之,连续灸 7 壮之后,把脐中食盐去掉,再改换川椒末填入脐孔内,上铺生姜片,姜片上放艾炷点燃,频灸 14 壮。每隔 3 日灸 1 次,10 次为 1 疗程。一般连续灸 3 个疗程,可望受孕。

[主治] 妇女宫寒不孕。

[出处]《中医药物贴脐疗法》

[说明] 用本法灸后有时出现头晕现象,但不妨碍治疗,经休

息,症状可消失。

●偏方4　暖宫散

[处方] 五灵脂、白芷各 250 克,川椒、熟附子各 100 克,食盐 50 克,冰片 10 克。

[用法] 除冰片另研外,余药共研细末,密贮备用。用时取面粉适量,水调成条状,圈于脐周,先放少许冰片于脐内,再放入余药,以填满为度,上隔生姜薄片 1 块,以大艾炷灸之,随年壮,每日 1 次。

[出处]《中医脐疗大全》

●偏方5　不孕灸

[处方] 白檀、羚羊角各 30 克,零陵香、沉香、白芷、马兜铃、木鳖子、甘松、升麻、血竭各 15 克,丁香 21 克,麝香 3 克。

[用法] 上药共研细末,分作 3 份,每次取 1 份药末用纱布包之,敷于脐部,并用艾炷灸之。

[主治] 经脉不调,久不受孕,妇人赤白带下。

[出处]《理瀹骈文》

●偏方6　葱白方

[处方] 葱白 5 根。

[用法] 将葱白捣烂,加热,敷脐部。每日 1 次。

[主治] 宫寒不孕。

[出处]《四川中医》

●偏方7　药兜肚方

[处方] 大附子、大茴香、小茴香、公丁香、母丁香、木香、升麻、五味子、甘遂各 3 克,沉香、麝香各 0.5 克,艾叶 5 克。

[用法] 上药前 11 味共研细末,揉艾铺帛,缝成兜肚,缚于脐腹部。

[主治] 宫寒不孕。

[出处]《理瀹骈文》

●偏方8　川椒附子散

［处方］川椒15克,熟附子15克,食盐30克,生姜片5～10片,艾炷(如黄豆大)21壮。

［用法］先将食盐研细末待用,次将川椒、附子共研细末另备用。用时先取食盐15～30克填入患者脐孔内,取艾炷置于食盐上点燃,灸7壮,继之去掉脐中食盐,再以川椒、附子末填入脐孔中,以生姜片盖于脐上,将艾炷置于脐上灸之,连续灸14壮。每天填药灸1次,7天为1疗程。

［主治］下元虚寒所致的不孕症。

［出处］《敷脐妙法治百病》

21. 子宫脱垂

子宫脱垂是指子宫从正常解剖位置向下移位,甚至完全脱出阴道口外。本病常发于劳动妇女,以产后损伤为多见。

本病的发生多由于分娩时用力太过,或产后劳动过早,致劳倦伤脾,气虚下陷,收摄无权;或因分娩时处理不当,伤损胞络;或产育过多,房事所伤,肾气亏虚,冲任不固;或禀赋不足,肾气不固,而致中气下陷,系胞无力以致造成子宫脱垂。治疗以益气升提,补肾固脱为主。

● 偏方1　艾灸法

［处方］艾炷。

［用法］灸脐300壮。

［主治］虚寒所致的子宫脱垂。

［出处］《备急千金要方》

● 偏方2　升宫药膏

［处方］升麻、枳壳各等量,小茴香、丁香适量,黄酒适量。

［用法］诸药共研末,用黄酒调和如膏备用。用时取药膏如蚕豆大2块,贴脐中、子宫穴,纱布盖之,胶布固定。每2日换药1次,至病愈方可停药。

[主治] 子宫下垂。

[出处]《中医脐疗大全》

● **偏方3　回宫散**

[处方] 杜仲30克,枳壳30克,蓖麻子30克。

[用法] 上药共研为末,醋调糊状,取适量敷脐部。每日换药1
次,连用5~7天。

[主治] 肾虚,子宫脱垂。

[出处]《生活百事通》

● **偏方4　五倍子散**

[处方] 五倍子10克。

[用法] 将五倍子焙干研细,掺黑膏药中,贴脐。

[主治] 子宫脱垂,局部黏膜糜烂,肿痛。

[出处]《中医外治法》

● **偏方5　升宫方**

[处方] 红蓖麻叶250克,硫磺粉6克,五倍子30克,生油少许。

[用法] 将前2味药共捣烂,煨暖,先将五倍子用水煎,洗净患
处,用药棉拭净,再用少许生油涂阴挺部。将上药分别
敷于百会穴及肚脐,令患者躺下,头低脚高,待子宫收
缩后,迅速将药除去。

[主治] 子宫脱垂。

[出处]《常见病民间传统外治法》

● **偏方6　双麻膏**

[处方] 蓖麻子30克,升麻3克。

[用法] 上药共捣烂如膏,敷脐部,外用纱布覆盖,胶布固定。1
天换药1次,5天为1疗程。

[主治] 子宫脱垂。

[出处]《脐疗》

● **偏方7　提宫散**

[处方] 五倍子12克,雄黄3克,麝香0.1克,蓖麻仁12克,胡

椒 3 克。

[用法] 将上药研细末,调拌面粉或鸡蛋清、姜汁,外敷肚脐,纱布包扎,胶布固定。

[主治] 子宫下垂。

[出处] (民间验方)

● **偏方 8　五倍硫乌熨**

[处方] 五倍子 12 克,硫磺、乌贼骨各 30 克。

[用法] 上药共研细末,填于脐中,上覆毛巾,以熨斗熨之,每次30~40 分钟,每日 2~3 次。

[主治] 阴挺,宫颈糜烂红肿。

[出处] 《中华自然疗法》

● **偏方 9　首乌雄鸡敷脐法**

[处方] 何首乌(研末)30 克,雄鸡(重 500 克以下)1 只。

[用法] 将鸡宰杀后去毛及肠杂,以白布裹何首乌末,纳鸡腹内,放于锅内蒸至鸡肉离骨,取出何首乌末,加盐、油、姜、酒调味,将汤及鸡肉分 1 次或 2 次食完。留存整个鸡骨和何首乌末,捣至鸡骨不刺肉为度,敷肚脐上,用布包裹,敷药后,臀部肌肉有牵引感,子宫自然能收缩。

[主治] 内脏虚损,子宫脱垂。

[出处] 《常见病验方研究参考资料》

● **偏方 10　杜仲散**

[处方] 杜仲、枳壳、乌梅、白芷各 30 克。

[用法] 上药共研细末,贮瓶备用。治疗时取药末适量,以醋调糊状,敷脐部,外用纱布覆盖,胶布固定。每日换药 1 次,7 次为 1 疗程。

[主治] 子宫脱垂。

[出处] 《河北中医》

22. 上环后腹痛

正常育龄妇女上环后一般不引起小腹疼痛,若出现隐痛,不需做特殊治疗,2～3天可自行缓解。如腹痛剧烈,称为上环后腹痛。

引起本病的原因多由素体下焦湿热,阻滞胞宫,或精神紧张,情志不畅,气机被阻而致上环后腹痛发生。

● **偏方　安环止痛泥**

[处方] 血竭、乳香、没药各3克,香附末4克,大黄、冰片各1克,葱白15克。

[用法] 上药共捣如泥,取半量贴肚脐上,上覆牛皮纸,胶布固定。贴10天后换药1次,20天为1疗程。可连用3个疗程。

[主治] 湿热瘀滞型上环后腹痛,胀痛拒按,有灼热感,舌质黯红,苔黄腻,脉弦滑。

[出处]《敷脐妙法治百病》

23. 慢性盆腔炎

慢性盆腔炎为内生殖器、盆腔腹膜及结缔组织的慢性炎性病变。多由急性盆腔炎症转化而来,临床症状可见低热,乏力,小腹坠痛,腰酸及白带增多等。

本病主要由于外感湿热或内生湿热,蕴结下焦所致。

● **偏方1　茴香散**

[处方] 小茴香15粒,细辛5克,川椒1个,苍术5克,乳香8克,大黄4克,没药8克,降香5克。

[用法] 上药共研细末,用白酒调和(对酒精过敏的患者可采用生理盐水调和),贴敷神阙穴,每晚用热水袋热熨,每3～5天换药1次。

[主治] 慢性盆腔炎。

［出处］《中医外治杂志》

●**偏方 2 化症膏**

［处方］苏木 18 克,土元(烤熟)2 个,干漆 15 克,白胡椒 9 克,
三棱(酒炒)30 克,牛膝(酒炒)15 克,肉桂 30 克,细辛
12 克,牙皂 15 克,莪术(酒炒)30 克,木香 30 克,硇砂
12 克,麝香 1.5 克,鸡骨炭 30 克,京丹(炒)30 克,香油
1000 克。

［用法］将上药分别炮制共研为细末,用文火熬油至油滴水成
珠时加入药末,约煎 20 分钟后再下丹,以油提出呈绵
绵不断为度。用布一块,取膏药 60 克,用温水温软后,
摊在布上,将肚脐用黄酒洗之,贴膏药,保留半个月,如
不愈,再贴。

［主治］慢性盆腔炎。

［出处］(中医验方)

24．更年期综合征

更年期综合征或称绝经前后诸症,是妇女绝经前后出现的一
系列不适症候群,表现为月经紊乱,并在月经前后不同程度伴有
汗出、心慌、心烦、易怒、失眠、健忘、面部烘热、食欲不振、神疲乏
力、肥胖、水肿、胸胁胀痛等症。病因是卵巢功能衰退,丘脑下部
—垂体—卵巢间的平衡发生改变而致。由于个体差异,特别是每
个人体内原有雌激素的水平不同,以及更年期激素衰减速度参差
不齐,临床表现各不一样。一般,绝经前的症状较绝经后为多。

妇女绝经前后正是冲任脉功能逐渐衰退的一个过渡时期,机
体阴阳平衡失调,可分为阴虚肝旺和脾肾不足两种类型。阴虚肝
旺型较为多见,以头晕头痛,心烦急躁,胸满胁胀,多梦少寐,口
干,手足心热,耳鸣,心悸,潮热汗出(甚至血压升高),舌尖红,脉
弦细数为主症。脾肾不足型多表现为月经先后不定期,经量忽多
忽少或淋漓不止,或数月不行,头晕,目眩,腰痛,肢寒,纳少,乏

力,口淡,浮肿,便溏,夜尿量多,舌质淡,苔薄白,脉沉细无力。

● 偏方　吴萸散

　[处方] 吴茱萸。

　[用法] 取上好干净吴茱萸晒干,研为细末,装瓶备用。于月经
　　　　干净后 3 ~ 5 日开始用药。患者取平卧位,先用酒精消
　　　　毒神阙穴,然后用吴茱萸粉将神阙穴填满,再以伤湿止
　　　　痛膏敷贴固定。每 3 天换药 1 次,5 ~ 7 次为 1 疗程。
　　　　一般需连续使用 3 个疗程,最多可至 5 个疗程。

　[主治] 更年期综合征。汗出,心慌,心烦,易怒,失眠,健忘,面
　　　　部烘热,食欲不振,神疲乏力等。

　[出处]《云南中医中药杂志》

(五)脐疗治疗儿科病偏方

1. 小儿感冒

　　感冒是小儿时期最常见的疾病,一年四季均有发生,在气温
骤变时尤易发病,以冬春两季发病率较高。感冒多是由外感风邪
所致,小儿肺常不足,脾胃不健,精神怯弱,腠理疏松,机体卫气不
固,风邪乘虚而入。临床表现为发热、怕冷、鼻塞流涕、头痛身痛、
咳嗽等症状。如配以脐疗法进行治疗,退热快又简便易行。

● 偏方 1　葱荷泥

　[处方] 葱白 3 克,鲜薄荷叶 3 克。

　[用法] 上药共捣烂如泥状,外敷脐部,纱布覆盖,胶布固定。
　　　　每天换药 1 次,连用 3 日。

　[主治] 小儿感冒发热,怕风头痛,咽喉不利。

　[出处]《家庭脐疗》

● 偏方 2　葱姜饼

　[处方] 葱白,生姜,桑菊饮。

［用法］风寒以葱白、生姜为主;风热则以桑菊饮为主。将上药捣烂如泥,制成药饼,敷贴脐部。

［主治］葱白、生姜辛温发散风寒,治小儿风寒感冒,恶寒发热;桑菊饮辛凉解表,治小儿风热感冒。

［出处］（民间验方）

● **偏方3　绿豆粉**

［处方］绿豆粉,鸡蛋清。

［用法］将上2味调和,敷于脐部。

［主治］小儿发热,吐蛔。

［出处］《理瀹骈文》

● **偏方4　桑菊泥**

［处方］嫩桑叶、鲜菊花、鲜薄荷、鲜青蒿、鲜忍冬叶各适量。

［用法］上药共捣烂如泥状,敷于脐上,外盖纱布,胶布固定。每日换药2次。

［主治］小儿风热感冒,发热头痛,咳嗽。

［出处］《敷脐妙法治百病》

● **偏方5　退热糊**

［处方］生地、百合、麦冬各10克,青蒿30克,地骨皮、胡黄连、知母、丹皮各9克。

［用法］上药共研成末,用温水调成糊状,用时取适量,敷贴于患儿肚脐上,外以纱布覆盖,胶布固定。每日换药1次,至病愈方可停药。

［主治］小儿阴虚发热,五心烦热,咽干,舌红少苔,口唇干燥,脉细数。

［出处］《敷脐妙法治百病》

● **偏方6　地龙冰片糊**

［处方］地龙20条,白糖适量,冰片少许。

［用法］将地龙与白糖搅烂1小时后,去地龙,留黏液,加入冰片,再加入75%乙醇5毫升,外涂肚脐及囟门,每日2～

3 次,可当日见效。

[主治] 小儿风热感冒,高热烦躁,甚至抽搐。

[出处]《陕西中医》

● 偏方7 复方玉屏风糊

[处方] 黄芪 30 克,防风 10 克,白术 10 克,苍术 10 克。

[用法] 上药共研细末,过筛后瓶贮备用。用时将药加入少许淀粉,用温水调匀,取 2~5 克填入脐部,盖上纱布,胶布固定。每晚贴 1 次,5 日为 1 疗程,连用 4 疗程,疗程间停药 5 日。

[主治] 小儿体虚感冒。

[出处]《江西中医药》

● 偏方8 退热泥

[处方] 生石膏 12 克,银花 9 克,板蓝根 9 克,鲜西瓜皮 15 克。

[用法] 将上药共捣烂如泥,拌匀,贴敷于患者肚脐上,每日换药 2~3 次,连续填脐 2~3 日。

[主治] 小儿外感发热,咽喉肿痛。

[出处]《常见病民间传统外治法》

● 偏方9 葱白石膏泥

[处方] 葱白 200 克,石膏粉 30 克。

[用法] 将葱白去根洗净捣烂成泥,加入石膏粉和匀,外敷神阙穴,上盖消毒纱布,每天 2 次,再以清热解毒药内服。

[主治] 小儿外感发热。

[出处]《浙江中医杂志》

● 偏方10 鸡血石膏泥

[处方] 雄鸡血 10 滴,生石膏 5 克。

[用法] 雄鸡血与石膏捣成泥状,敷于脐部,外用纱布覆盖,胶布固定。一般 1 小时见效。

[主治] 小儿高热。

[出处]《湖南中医杂志》

●偏方 11　稻草糊

　　[处方] 稻草适量。

　　[用法] 将稻草烧灰,用白酒或酸浆水调为糊状,下垫一层纱
　　　　　　布,敷神阙穴。

　　[主治] 小儿高热。

　　[出处]《中医外治法集要》

●偏方 12　芥子熨

　　[处方] 芥子末适量。

　　[用法] 将药末填入脐内,以热物隔衣熨之,汗出为妙。

　　[主治] 小儿风寒型发热。

　　[出处]《敷脐妙法治百病》

●偏方 13　葱白连翘泥

　　[处方] 葱白 12 克,连翘 9 克。

　　[用法] 将上 2 味药共捣烂如泥,敷于患者脐部,每日换药 2 次,
　　　　　　连用数日,以病愈为度。

　　[主治] 小儿感冒。

　　[出处]《常见病民间传统外治法》

2. 小儿咳嗽

　　小儿咳嗽,是以咳嗽为主症的肺系疾病中的一种常见症候,
是儿科临床常见多发病之一。与现代医学的支气管炎相似。

　　根据其病因,分外感咳嗽与内伤咳嗽两大类。外感多因寒邪
束于肌表,内犯于肺,致肺气不宣,或外感风热,肺失清肃,或燥热
伤肺,失其濡润;内伤多因伤食,积滞化热,蕴湿成痰,阻遏气道,
使肺之肃降无权,或肺阴不足,或肺气不足等均可使肺宣失职而
致咳嗽。

●偏方 1　葱艾糊

　　[处方] 葱白 6 克,艾叶 6 克。

　　[用法] 将葱白、艾叶共捣烂,敷于脐部。

[主治] 风寒咳嗽,头痛身痛。

[出处] (民间验方)

● 偏方2　消积止咳糊

[处方] 大黄、芒硝各6克,莱菔子、内金、厚朴各9克。

[用法] 上药共研细末,用温开水调成糊状,备用。用时取药糊适量,敷贴于患儿肚脐上,外以纱布覆盖,胶布固定。每晚贴药1次,病愈为止。

[主治] 伤食型咳嗽。

[出处] 《敷脐妙法治百病》

● 偏方3　清肺止咳泥

[处方] 新鲜白毛夏枯草、新鲜青蒿各30克。

[用法] 将上药洗净后捣烂如泥,取药泥适量敷于患儿脐部,盖以纱布,胶布固定。

[主治] 小儿肺炎,咳嗽。

[出处] 《中药敷脐妙法》

[说明] 如无鲜品,用干品粉碎后,醋调和,敷脐。

● 偏方4　止咳散

[处方] 栀子、黄芩、桑皮、大黄各9克,百部、天冬各10克。

[用法] 上药共研细末,用时取适量,凉开水调成糊状,贴于脐部,外盖纱布,胶布固定。每日换药1次,至病愈。

[主治] 肺热咳嗽,痰黄而黏。

[出处] 《敷脐妙法治百病》

● 偏方5　养阴止咳散

[处方] 麦冬、玉竹、北沙参、杏仁、浙贝母各10克,栀子9克,白蜜适量。

[用法] 将前6味药混合共碾细末,过筛后,取适量药末,加适量蜂蜜调成糊状,敷贴于患者脐部,盖以纱布,胶布固定。每天换药1~2次,1周为1疗程。

[主治] 燥热咳嗽,干咳少痰。

● **偏方6　生地百合糊**

　［处方］生地、百合、麦冬、五味子各10克,人参6克。

　［用法］将上药混合共研细末,取药末适量,用凉开水调成糊
　　　　　状,敷贴于患儿脐孔上,盖以纱布,胶布固定。每天换
　　　　　药1次,至病愈为止。

　［主治］阴虚咳嗽,干咳无痰,或痰少而黏。

　［出处］《中药敷脐妙法》

● **偏方7　健脾化痰散**

　［处方］黄芪30克,防风、白术、苍术各10克。

　［用法］将上药混合共碾细末,贮瓶备用。2岁以下儿童用药2
　　　　　克,3~6岁儿童用药3~5克,加入少许淀粉,用温水调
　　　　　匀后,填入脐部,盖以纱布,胶布固定。每晚贴1次,5
　　　　　天为1疗程。每疗程间隔5天。

3. 小儿哮喘

　　小儿哮喘是一种反复发作,以呼吸困难,伴有哮鸣音的过敏
性疾病。本病在春秋两季的发病率较高,包括现代医学所称的支
气管哮喘和哮喘性支气管炎。

　　中医认为,肺、脾、肾三脏不足,痰饮内伏,是哮喘发病的主要
内在因素,遇到气候变化,寒温失调,感受风寒外邪,以及与某种
物质的接触等,都可成为本病的诱发因素。本病有寒、热、虚、实
之分,急性发作多为寒喘和热喘;缓解期多为虚喘或实喘相兼,应
辨证施药。

● **偏方1　热喘饼**

　［处方］黑、白丑各15克(半生半炒熟,各取头末),大黄30克,
　　　　　槟榔7.5克,广木香7.5克,轻粉0.3克,蜂蜜适量。

　［用法］将诸药共研为末,过筛后与蜂蜜适量调和,软硬适度,
　　　　　捏成圆形药饼如一元硬币大,贴于脐孔上,外以纱布覆

盖,胶布固定。每日换药 1 次,连续贴 10 日为 1 疗程。

[主治] 小儿热喘,痰多。

[出处] 《中医药物贴脐疗法》

● 偏方2　明矾醋膏

[处方] 明矾 60 克,米醋 50 毫升,面粉适量,蜂蜜少许。

[用法] 先将明矾研为细末,与面粉拌匀,调米醋,制成稠膏状,取 15 克贴敷于脐孔上,纱布盖之,胶布固定。每 2 日换药 1 次,连贴 10 日为 1 疗程。

[主治] 小儿痰多气促。

[出处] (民间验方)

● 偏方3　麻杏甘葱散

[处方] 麻黄、杏仁、甘草各等量,葱白头 3 根。

[用法] 前 3 味药碾成细末,入葱白头捣烂如泥。敷贴脐孔,上盖油纸或塑料薄膜,胶布固定,半天取下,下午再敷,1 日 2 次。

[主治] 小儿喘急,痰多。

[出处] 《陕西中医》

● 偏方4　茱萸椒味饼

[处方] 吴茱萸 3 克,胡椒 7 粒,五味子 3 克。

[用法] 上药研成细末,调和做饼。封于脐上。

[主治] 小儿虚喘,畏寒肢冷,面色白,脉沉细。

[出处] 《中医农村医学》

● 偏方5　抱龙丸纳脐法

[处方] 抱龙丸 1 粒(中成药)。

[用法] 将抱龙丸 1 粒研为细末,加蜂蜜调如泥,纳入患儿脐中,外用胶布贴紧固定。每天换药 1 次,至病愈为度。

[主治] 小儿感冒诱发哮喘,伴见发热、恶寒、咳嗽、喉间痰鸣。

[出处] (中医验方)

● 偏方6　天竺南星散

［处方］天竺黄 10 克,雄黄 1 克,朱砂 1 克,天南星 10 克,丁香
2 克。

［用法］诸药共研为末,取适量填入脐中,外以胶布固定。每日
换药 1 次,10 日为 1 个疗程。

［主治］小儿痰多气喘。

［出处］(中医验方)

● **偏方 7　寒喘散**

［处方］朱砂 4.5 克,甘遂 4.5 克,白芥子 7.5 克,轻粉 1.5 克。

［用法］将诸药混合研为细末,用碗 1 个盛温水适量,把香油数
滴倒入水面上,然后取药末放于油面上,待药末沉入碗
底后,滤去水,取药末与蜂蜜少量调和成膏状备用。取
药膏适量,填入患者脐孔穴中央,外以纱布覆盖,胶布
固定。每天换药 1 次,10 天为 1 个疗程。

［主治］小儿寒喘,哮鸣有声,寒痰壅肺,胸满,吐白稀痰。

［出处］《中医药物贴脐疗法》

● **偏方 8　止喘粉**

［处方］白胡椒 10 克,白矾 3 克,麻黄素片 20 片,克咳敏 15 片。

［用法］上药共研细末,每次取药粉 1 克,水调敷脐部,纱布覆
盖,胶布固定。每天换药 1 次,连用 10 次为 1 疗程。

［主治］小儿哮喘。

［出处］《脐疗治百病》

4.小儿食积

　　小儿食积是以纳呆厌食,脘腹胀满,嗳腐呕吐,大便腥臭为特
征的一种胃肠疾病。其发病原因主要是由于小儿喂养不当,乳食
无度,致使脾胃受伤,运化失职;或素体虚弱,运化不利,再稍遇饮
食不当,则食积停滞。治疗应以消导为主,并结合体质强弱、病情
虚实而辨证施治。

● **偏方 1　消食热熨法**

[处方] 紫苏、山楂各 60 克,生姜 60 克。

[用法] 将紫苏、山楂研为细末,生姜捣烂,一起放入锅内炒热,以布包裹,热熨脐部,并做顺时针按摩。

[主治] 小儿食积,呕吐。

[出处] (民间验方)

● 偏方 2　大黄散

[处方] 大黄粉 10 克,白酒适量。

[用法] 将大黄粉与适量白酒调和成糊状,敷于神阙穴,外覆纱布,以热水袋熨之。每次 10~20 分钟,每日 1~2 次。

[主治] 小儿乳食积滞,烦躁不安,大便秘结,脘腹胀满。

[出处] (民间验方)

● 偏方 3　朴硝陈皮散

[处方] 朴硝 6 克,陈皮 3 克。

[用法] 上药共研细末,水调为稠糊,敷贴于脐部,外用纱布覆盖,胶布固定。每日换药 1 次,连用 3 次为 1 疗程。

[主治] 食积停滞,恶心呕吐,腹痛。

[出处]《脐疗》

● 偏方 4　槟榔良姜散

[处方] 槟榔 9 克,良姜 3 克。

[用法] 上药共研细末,敷于脐部,外用纱布覆盖,胶布固定。

[主治] 小儿食积,食欲不振,腹胀腹痛。

[出处]《脐疗》

● 偏方 5　消食散

[处方] 山楂、玄明粉各 10 克,肉桂、厚朴各 6 克,鸡内金 9 克,莱菔子 10 克。

[用法] 上药共研细末,每次取药末 3 克,用温开水调为糊状,敷于脐部,外用纱布覆盖,胶布固定。每日换药 1 次。

[主治] 小儿食积停滞,腹胀便秘,嗳腐,苔厚腻,脉滑。

[出处]《脐疗》

● 偏方 6　杏仁栀子膏

　　[处方] 生杏仁、栀子、小红枣各适量。

　　[用法] 上药加黍米 1 小撮。制成膏药,敷贴于脐部。

　　[主治] 小儿食积厌食。

　　[出处]《河北中医》

● 偏方 7　消积散

　　[处方] 玄明粉 3 克,胡椒粉 0.5 克。

　　[用法] 上药混合拌匀,放入脐中,上敷消毒纱布,胶布固定。
　　　　　　每日换药 1 次。

　　[主治] 食积便秘,腹胀腹痛。

　　[出处]《辽宁中医杂志》

● 偏方 8　白术散

　　[处方] 白术 25 克,枳实 15 克,大黄 10 克。

　　[用法] 上药共研细末,每次取药末适量,用白醋调匀,敷于患
　　　　　　儿脐中及周围,用塑料布覆盖,并加纱布包扎,每日
　　　　　　1 次。

　　[主治] 小儿积滞。

　　[出处]《中药鼻脐疗法》

5. 小儿厌食

　　厌食是指小儿较长时间的食欲不振或无主动进食的愿望,或
厌恶进食,甚至拒食的一种病症。一般多见于学龄前儿童。

　　厌食的主要原因是小儿脾胃功能失调,小儿脏腑娇嫩,再加
上饮食不知饥饱,极易伤脾胃;或因小儿不懂卫生,饮食不洁,又
易感染虫积,虫积和食积均能阻碍中焦运化;或由于小儿体素湿
盛,脾被湿困,运化失健;或先天不足,元气虚弱;或脾胃虚弱,正
气亏损,失于健运,均可导致厌食。

● 偏方 1　消化散

　　[处方] 炒神曲、炒麦芽、焦山楂各 10 克,炒莱菔子 6 克,炒鸡内

240

金 5 克。

[用法] 上药共研细末,加淀粉 1～3 克,用白开水调成稠糊状,
临睡前敷于脐上,以绷带固定,次晨取下。每日 1 次,5
次为 1 疗程。不愈者,间隔 1 周,再行第二疗程。

[主治] 小儿厌食症。

[出处]《中医杂志》

● 偏方2　杏仁栀枣泥

[处方] 生杏仁去皮、栀子、小红枣(男用各 8 粒,女用各 7 粒),
黍米 1 小撮。

[用法] 将黍米和红枣放入碗中,加适量水,上锅蒸 20 分钟,取
出,待凉后,将枣核去掉,再加入杏仁和栀子粉,共捣如
泥状,平摊一块黑布上,贴于脐部,用胶布固定。24 小
时后去掉,以皮肤出现青色为度,连敷 2 贴。

[主治] 小儿厌食症。

[出处]《河北中医》

● 偏方3　砂仁枳术散

[处方] 砂仁、枳实、白术各等量。

[用法] 上药共研细末,用茶水调成丸,填塞肚脐,外用万应膏
贴封,连敷 3 日(如见皮肤起泡者勿用),一般 1 次见
效,必要时连敷 2 次。

[主治] 小儿食积不化,不思饮食。

[出处]《湖南中医》

● 偏方4　山楂陈皮散

[处方] 生山楂 9 克,陈皮 6 克,白术 6 克。

[用法] 将上药共研细末,填于患儿脐中,每日换药 2 次,连续
3～5 日。

[主治] 小儿脾虚厌食,面色苍白,神疲形瘦。

[出处]《常见病民间传统外治法》

● 偏方5　化食丹

［处方］山甲、鳖甲、内金、使君子、槟榔、麝香、红榆虫、枳壳、甘草各适量。

［用法］上药共研末，用蓖麻油调成丸，敷脐。每3日更换1次，2次为1个疗程。

［主治］小儿厌食症。

［出处］《河南中医》

● **偏方6　敷脐膏**

［处方］炙黄芪、炙鸡内金、焦白术、五谷虫各6克，炒山药10克，焦三仙5克，茯苓10克。

［用法］每取本散适量（10～15克），开水调成糊状，搓成药饼，贴敷脐中。每1～2日换药1次。

［主治］脾虚厌食，泄泻。

［出处］《中药鼻脐疗法》

6. 小儿腹痛

腹痛是儿科常见病，涉及范围广，内、外科疾病均可出现腹痛，此处所指的是无外科急腹症指征的一类机能性腹痛。

小儿腹痛主要是因为感受寒邪，乳食停积，脏腑虚冷，气滞血瘀等，致使中焦气机阻遏，经脉失调，不通而痛。由于小儿腹痛，大部分患儿不能自述症状，有的虽可自述，但往往不能准确表达部位和性质，因此必须仔细询问发病过程，诊断相关体征，以便作出正确的判断和及时的治疗。

● **偏方1　葱熨法**

［处方］生葱头250克。

［用法］将葱头捣烂，炒热后，敷熨肚脐部。

［主治］小儿虚寒性腹痛。

［出处］《哈尔滨中医》

● **偏方2　腹痛熨**

［处方］茴香、老姜、艾叶各9克，葱头1个。

［用法］上药共捣烂,炒热,敷脐或布包熨脐部。

［主治］小儿寒腹痛。

［出处］(民间验方)

● **偏方3　胡椒粉**

［处方］胡椒6克,面粉适量。

［用法］将胡椒研细末。调拌面粉,外敷贴肚脐部。

［主治］小儿寒性腹痛。

［出处］《敷脐妙法治百病》

● **偏方4　椒香桂蔻散**

［处方］白胡椒40粒,公丁香30个,肉桂1克,白豆蔻30粒。

［用法］上药共研细末,用100目筛筛过,装瓶备用。用时取药
　　　　末1~1.5克,填敷脐中,外贴万应膏,3日后除去,或换
　　　　药再贴1次。

［主治］寒结气滞所致的小儿腹冷肚痛。

［出处］《湖北中医》

● **偏方5　盐椒葱姜熨**

［处方］食盐60克,花椒、生姜、葱白各20克。

［用法］葱、姜、花椒共捣烂,和盐同炒,趁热用布包裹,置于脐
　　　　腹部,做顺时针摩运。

［主治］小儿中寒所致的腹痛、腹泻。

［出处］《中华自然疗法》

● **偏方6　艾叶熨**

［处方］艾叶若干。

［用法］将艾叶捣烂,加适量醋炒热,用布包裹,熨敷于脐中和
　　　　痛处。

［主治］小儿寒湿腹痛。

［出处］《中华自然疗法》

● **偏方7　香附导滞散**

［处方］香附20克,大黄、芒硝各9克,陈皮6克,冰片3克。

[用法] 上药共研细末,调凡士林,外敷于脐部。

[主治] 食积腹痛。

[出处]《敷脐妙法治百病》

●偏方8　隔蛋壳灸脐法

[处方] 鸡蛋1个。

[用法] 将鸡蛋尖的一端打一小口,然后扩大小口,以保留2/3
　　　 的蛋壳为宜,去尽蛋汁备用。另取一较厚之纸,剪一个
　　　 比蛋壳略小之洞,套于蛋壳上(施灸时蛋壳覆盖于患儿
　　　 脐上,纸盖住脐腹,以防艾火烧伤)。将艾叶揉成艾绒,
　　　 然后拌入少许冰片或麝香,捏成宝塔糖样大小,即成冰
　　　 片艾绒或麝香艾绒。把所需艾绒置于蛋壳上,燃烧艾
　　　 绒灸之,1天1次,1次3炷。

[主治] 婴儿腹痛。

[出处]《湖南中医杂志》

●偏方9　茶油拔罐法

[处方] 茶油少许。

[用法] 将茶油点在脐上,外加火罐拔之。

[主治] 虫积腹痛或痧气腹痛。

[出处] (民间验方)

7. 小儿腹泻

　　小儿腹泻是以大便次数多,泻下稀薄或如水样为主症,是儿
科常见的一种胃肠道疾病。

　　小儿腹泻是由于湿热引起的,从脏腑说,主要是由于脾、胃、
大小肠功能紊乱而致。小儿感受暑湿之邪,或因体虚湿盛,脾被
湿困,脾运失常,或因湿热内蕴,充斥肠胃,升降失调,或因乳食不
节,过食生冷,伤于脾胃,胃腑不能熟腐水谷等,均可导致腹泻。
脐疗法对轻型腹泻有良好的疗效。

●偏方1　二香散

［处方］丁香、木香各 3 克,肉桂 5 克。

［用法］上药共研细末,装入纱布袋内,将药袋敷于脐部,每天换药 1 次,一般 1～3 次即可见效。

［主治］小儿腹痛,泄泻。

［出处］《中医杂志》

● 偏方 2　止泻膏

［处方］白胡椒 10 粒,干姜、生姜各 10 克,小茴香 12 克,肉桂 3 克,葱白 3 棵。

［用法］先将前 5 味药共研为粗末,然后和葱白共捣烂,再加酒精适量拌湿润,放锅内炒热,装布袋内,热敷于脐部,每日热敷 2 次,每次 15～20 分钟,1 剂药可用 1 天,用时再炒热。

［主治］寒泻,大便稀薄有泡沫,肠鸣腹痛,苔白脉沉。

［出处］(中医验方)

● 偏方 3　橘皮楂榴泥

［处方］鲜橘皮、山楂、石榴皮各 30 克。

［用法］上药捣烂如泥状,敷于脐部,胶布固定。每日换药 1 次。

［主治］小儿脾虚,食谷不化,泻下已久。

［出处］(中医验方)

● 偏方 4　枯矾丹

［处方］枯矾、黄丹各等量。

［用法］将枯矾研细,与黄丹混合研匀为散,用时取药 6 克,用鲜姜、葱白适量捣烂如泥,调药成膏,敷脐,外用纸护住,加布带固定,以干为度,以愈为止。

［主治］小儿积滞不化,泄泻不止。

［出处］(民间验方)

● 偏方 5　荜草熨

［处方］鲜荜草 100 克。

［用法］将荜草捣烂如泥,炒热敷脐部,冷则重炒复熨之。每日

1 次,每次熨 20 分钟。

[主治] 小儿急性腹泻。

[出处] (民间验方)

●偏方6　车前肉桂散

[处方] 车前子、肉桂各适量。

[用法] 上药 2 味共研末,纳脐部。

[主治] 寒湿腹泻,大便清稀如水样。

[出处] (民间验方)

●偏方7　车前糊

[处方] 车前子 45 克。

[用法] 将车前子研碎为细末,取 15 克,以温开水调和成糊状,
涂敷于患儿脐中,干后再换药再敷。每日敷 3~5 次。

[主治] 小儿水泻。

[出处] (民间验方)

●偏方8　苍术荞麦饼

[处方] 苍术粉、荞麦粉各 15 克,米醋、米汤各适量。

[用法] 将苍术粉、荞麦粉混合拌匀,掺入米醋、米汤适量调和
均匀,加热炒熟,捏成小圆形药饼,敷贴于脐孔上,纱布
覆盖,胶布固定。每日换药 1 次,连贴 3~5 次即奏效。

[主治] 小儿腹泻。

[出处] (民间验方)

●偏方9　五倍子米醋膏

[处方] 五倍子、陈米醋适量。

[用法] 将五倍子研为细末,过筛后,加米醋适量,调和拌匀如
稀糊状,再用文火煮成膏敷于脐上,厚约 2 厘米,外用
纱布或宽布带扎紧。每日换药 1 次,至病愈为止。

[主治] 小儿久泻不止。

[出处] (民间验方)

●偏方10　胡椒姜黄饼

［处方］白胡椒 12 克,炮干姜 6 克,炒雄黄 3 克。

［用法］上药共研细末,调拌面粉做成圆饼,外敷脐部。

［主治］小儿腹泻,腹痛。

［出处］(中医验方)

● 偏方 11　巴豆散

［处方］巴豆 1 粒。

［用法］将巴豆去壳研末,用白蜡烛少许熔化,将巴豆末掺入,趁热放入脐中,胶布固定,约 6 小时后去掉。如 1 次不愈,可续用 1～2 次。

［主治］小儿腹泻。

［出处］《湖南中医》

● 偏方 12　止泻散

［处方］肉桂、苍术各等量。

［用法］上药共研末,每次取药末 2 克,用唾液调和封贴脐部,24 小时换药 1 次。并可同时配合艾条温灸足三里穴,每日 1 次,每次 20 分钟。

［主治］寒湿阻滞之小儿腹泻。

［出处］《上海中医药杂志》

● 偏方 13　消食止泻散

［处方］朴硝、苍术粉各适量。

［用法］先用朴硝(一般 60～120 克)罨于腹部,绷带包扎,6～12 小时后取下,再用苍术粉 2 克,用唾液调和填脐,外盖以纱布,1～2 日换药 1 次,一般 2～3 次即愈。

［主治］小儿食积腹泻。

［出处］《上海中医药杂志》

● 偏方 14　丁桂散

［处方］丁香、肉桂各等量。

［用法］将上药研细末,每次用 2～3 克,用藿香正气水调和成糊状,涂脐上,伤湿止痛膏覆盖。每日 1 次,连用 3 日为 1

疗程。

[主治] 小儿风寒腹泻。

[出处]《上海中医药杂志》

● **偏方 15　苍藁散**

[处方] 苍术 30 克,藁本 15 克。

[用法] 上药共研细末,取适量用唾液调和,纳脐中令满,用膏
　　　　药或胶布封贴。24 小时换药 1 次。

[主治] 小儿风寒泄泻。

[出处]《上海中医药杂志》

● **偏方 16　马齿苋泥**

[处方] 马齿苋适量。

[用法] 将马齿苋捣烂如泥,敷脐部。

[主治] 小儿热泻。

[出处]《湖南中医杂志》

8. 小儿夜啼

　　小儿夜啼是指婴儿日间安静,入夜多啼,甚则通宵难以入睡,
天明始渐转静。小儿夜啼多因心肝热盛,脾虚寒盛,惊骇恐惧及
生活习惯不良等因素引起。

　　小儿脾常不足,喜湿恶寒,腹中受寒,夜又属阴,寒邪凝滞,气
机不通,或心火亢盛,积热上冲,或因阴虚血亏,水不涵木,血不养
肝,虚火内扰,热扰心神,虚烦不眠,或惊骇客邪,心神不定等,均
可引起小儿夜啼。小儿夜啼如因脾寒、心热、惊恐所致者,可用脐
疗法治疗。

● **偏方 1　镇静糊**

[处方] 丁香 3 粒,钩藤 3 克,蝉蜕 2 克。

[用法] 上药共研细末,水调为糊,敷脐部,纱布包扎固定。

[主治] 小儿夜啼,惊惕不安。

[出处]《脐疗》

248

●偏方 2　夜啼方

[处方] 朱砂、琥珀各 20 克,吴茱萸 10 克。

[用法] 将上药研末和匀,取 1～2 克,用温开水或蜂蜜调成饼状,纳入脐中,外用胶布固定。24 小时或 48 小时 1 换,7 次为 1 疗程。

[主治] 小儿夜啼。

[出处] 《中国中医独特疗法大全》

●偏方 3　地龙糊

[处方] 鲜地龙 2 条。

[用法] 将鲜地龙洗净,捣成糊状,敷于脐部。

[主治] 小儿夜啼。

[出处] 《中国中医独特疗法大全》

●偏方 4　蜗牛糊

[处方] 蜗牛 2 只。

[用法] 将活蜗牛去壳取肉,打烂敷脐,用常规法固定。

[主治] 小儿夜啼,哭闹不停,舌红脉滑。

[出处] 《普济方》

[说明] 本方具有清热止惊作用。

●偏方 5　牛蹄甲散

[处方] 牛蹄甲适量。

[用法] 将牛蹄甲研末,贴脐中。

[主治] 小儿夜啼,烦躁不安。

[出处] (民间验方)

●偏方 6　镇静膏

[处方] 朱砂 9 克,灯心 4 克,僵蚕 9 克,钩藤 9 克,黑丑 3 克。

[用法] 诸药混合研末,加米汤与药末调和如膏状,取药膏适量,敷于患儿脐心和掌心(劳宫)穴位上,每天下午 2～3 点钟敷药 1 次,至睡前再敷 1 次,连续 3～5 日,疗效显著。

［主治］小儿心经积热,夜啼不安。

［出处］（民间验方）

●偏方7　牛蒡珍珠散

［处方］牛蒡子50克,珍珠粉2克,朱砂3克。

［用法］上药共研为细末,每次取药1克,填脐,包扎固定。

［主治］小儿夜啼,惊惕,又治发热抽搐。

［出处］《江苏中医》

●偏方8　镇惊丹

［处方］朱砂0.5克,五倍子1.5克,陈细茶1克。

［用法］将前2味药研末,陈细茶嚼烂,混合后加水少许,捏成小饼状,敷于脐中,外用纱布覆盖,胶布固定。每晚换药1次。

［主治］小儿夜啼。

［出处］《四川中医》

●偏方9　黑丑糊

［处方］黑丑7粒。

［用法］将黑丑捣碎,用温水调成糊状,临睡前敷于肚脐上,用胶布固定。

［主治］小儿夜啼。

［出处］《中医杂志》

●偏方10　丁香米饭饼

［处方］公丁香3粒,米饭适量。

［用法］将公丁香研末,与米饭和匀,做饼。贴于小儿肚脐上。

［主治］小儿夜啼。

［出处］《中医外治法》

●偏方11　陈茶散

［处方］陈茶叶适量。

［用法］将陈茶叶研为细末,用酒调,敷于小儿脐部,盖以药棉,布带包扎。

［主治］小儿夜啼。

［出处］《中医外治法》

● **偏方 12　艾姜熨**

［处方］艾叶、干姜各等份。

［用法］将上药烘干,研为细末,用酒调成膏,炒热,纱布包裹,
　　　　以肚脐为中心,在腹部从上而下热熨,反复多次,冷则
　　　　用热水袋热敷。

［主治］小儿夜啼属寒者。

［出处］《中医外治法集要》

● **偏方 13　韭菜子膏**

［处方］韭菜子适量。

［用法］将韭菜子烘干,研为细末,过筛,用水调成膏,纱布包
　　　　裹,敷神阙穴,12 ~ 24 小时换药 1 次,连敷 3 ~ 4 天。

［主治］小儿夜啼属脾脏虚寒者。

［出处］《中医外治法集要》

9．小儿遗尿

　　遗尿,又称遗溺、尿床,是小儿睡中小便自遗,醒后方觉的一
种疾病。学龄儿童常因白日游戏过度,精神疲劳,睡前多饮等原
因,偶然发生遗尿;婴幼儿时期对排尿的自控能力较差发生遗尿,
这些都不属病态。若超过 3 岁,特别是 5 岁以上的幼童,不能自
主控制排尿,则为病态。

　　引起遗尿的原因,多因下元虚寒,膀胱不能约束;或因禀赋不
足,肾气不固;或因肺气虚弱,肃降无权,则肾水终不能摄,而成遗
尿症。治疗以温补肾阳,益气健脾,泻肝清热为主。

● **偏方 1　黑胡椒散**

［处方］黑胡椒粉(或研末硫磺)适量。

［用法］每晚临睡前将适量黑胡椒粉或研末的硫磺填满脐中,
　　　　用伤湿止痛膏固定。每日换药 1 次。

[主治] 小儿肾阳未充、固摄无力所致的遗尿。

[出处] (民间验方)

● **偏方 2　智香饼**

[处方] 益智仁 3 克,公丁香 5 粒,八角茴香 1 个,桂圆核 1 枚。

[用法] 将诸药混合共研细末,用生姜汁适量调和药末,捏成一个小药饼,于每晚小儿上床睡觉时,将药饼烘热,温敷于患儿脐孔内,纱布盖之,胶布固定。翌晨去掉。

[主治] 小儿遗尿。

[出处] (中医验方)

● **偏方 3　五倍菟丝散**

[处方] 五倍子、五味子、菟丝子各 12 克。

[用法] 上药共研末,用温开水调拌,外敷脐中、命门穴。

[主治] 小儿体弱,遗尿肢软。

[出处] (民间验方)

● **偏方 4　丁香饼**

[处方] 丁香 3 粒,米饭适量。

[用法] 将丁香研细末,同米饭捣成饼,贴患儿肚脐。

[主治] 小儿肾气未充,肾阳不足,固摄无力所致的遗尿。

[出处] (中医验方)

● **偏方 5　葱白硫磺泥**

[处方] 7 厘米带须葱白 3 根,硫磺 30 克。

[用法] 上药共捣烂如泥,睡前将药泥敷于脐部,外用纱布包扎,8 ~ 10 小时后去药。

[主治] 小儿遗尿,面色苍白,舌淡脉细。

[出处] 《中医杂志》

● **偏方 6　五倍茯神糊**

[处方] 五倍子、茯神各等量。

[用法] 将上药研为细末,以米汤调药末,拌和成糊。用时取药糊涂布于患儿脐孔中,纱布盖之,胶布固定。每晚睡前

2 小时涂药,翌晨去掉。

[主治] 小儿遗尿,或小便不禁。

[出处]《中医脐疗大全》

●偏方7　固脬散

[处方] 五倍子、桑螵蛸、芡实、硫磺各适量。

[用法] 上药共研末,醋调,临睡时敷于脐部。

[主治] 小儿肾阳不足所致的遗尿、肢冷、脉沉细。

[出处]《湖南中医》

●偏方8　遗尿饼

[处方] 麻黄3克,益智仁、肉桂各1.5克。

[用法] 将上药研为细末,取3克药末,用少量食醋调成饼状,敷
于脐中,外用胶布固定,36小时取下。嗣后间隔6~12
小时再用上药敷脐,连敷3次。然后每隔1周填脐1
次,连续2次巩固疗效。

[主治] 小儿遗尿。

[出处]《中国中医独特疗法大全》

●偏方9　姜附石脂散

[处方] 干姜、附子、赤石脂各等量。

[用法] 上药共研末,水调敷脐中。

[主治] 小儿肾虚遗尿伴形寒之症。

[出处]《中药外治疗法》

●偏方10　五倍首乌散

[处方] 五倍子、何首乌各3克。

[用法] 上药共研末,用醋调,敷脐部。

[主治] 小儿肾气未充,关阖不利所致的遗尿。

[出处]《中药外治疗法》

10. 小儿汗症

汗症是指不正常出汗的一种病证,包括自汗和盗汗两类,总

称为"虚汗",多发生于 2~6 岁体质虚弱的儿童。本病的临床症状有睡中汗出,醒时汗止者,叫做盗汗;不分寤寐,无故汗出者,叫做自汗。但由于小儿形气未充,腠理不密,往往自汗和盗汗的症状并见。

　　中医认为,汗症的致病原因是表虚不固,营卫失调,气阴两虚,可分别治以益气固表,调和营卫,益气养阴。

●偏方 1　止汗膏

[处方] 五倍子(蜜炙)、枯矾各等量,人乳汁适量。

[用法] 将五倍子和枯矾混合共捣碎,研为细末,过筛后,加入人乳汁,调和拌成膏状,取药膏适量,贴于患儿脐孔中,外以纱布覆盖,胶布固定。每天换药 1 次,通常贴药 5~7 次可奏效。

[主治] 小儿睡中盗汗,醒时汗止,伴见手心发热,口干,舌红。

[出处] 《中医药物贴脐疗法》

●偏方 2　五倍首乌糊

[处方] 五倍子(去蛀)、首乌各 15 克。

[用法] 将上药研为细末,每次取药末 10 克,用温开水调拌如糊状,敷贴在脐孔上,纱布盖之,胶布固定。每晚睡前贴敷药糊,翌晨除掉。

[主治] 小儿自汗。

[出处] (中医验方)

●偏方 3　龙牡止汗粉

[处方] 龙骨、牡蛎各 30 克,大麦芽 50 克。

[用法] 上药共研细末,搅匀,每次以药粉 5 克,撒于脐部,包扎固定。12 小时换药 1 次。

[主治] 小儿自汗,盗汗。

[出处] 《上海中医药杂志》

●偏方 4　五倍郁金膏

[处方] 五倍子、郁金各等量,蜂蜜适量。

［用法］将前 2 味药共研细末,过筛,加入蜂蜜调制成膏,取适量
　　　　分别贴敷于脐中、涌泉穴上,纱布盖之,胶布固定。
［主治］小儿自汗。
［出处］(中医验方)
● 偏方 5　五倍辰砂散
［处方］五倍子 6 份,辰砂 1 份。
［用法］上药共研末,每取少许,用患儿口津调,敷脐中。3 天
　　　　1 换。
［主治］小儿盗汗。
［出处］《云南中医杂志》

11.　小儿疝气

　　小儿疝气,又称脐疝,是指小儿睾丸偏坠胀痛的症状而言。
中医认为,本病的发生多由于患儿先天禀赋不足,或后天失调,以
及因"胎毒"内蕴所致。
　　本病主要表现为小儿出生后头几个月,或 1～2 岁时,腹股沟
处出现肿块,继之出现睾丸偏坠,胀痛,连及少腹,有囊状肿物,或
脐部凸出,哭闹时明显增大,安静时消失,严重者可出现肠梗阻
症状。
● 偏方 1　蜘蛛桂麝散
［处方］肉桂 30 克,蜘蛛 3 克,麝香 1 克。
［用法］上药共压粉,调匀,取药粉 0.5 克,填入脐中,外贴黑膏
　　　　药,贴至膏药自行脱落为止,一般 1 个多月脱落。同时
　　　　服药治疗咳嗽、腹泻、便秘等兼症。
［主治］小儿腹股沟斜疝。
［出处］《家庭脐疗》
● 偏方 2　桃树寄生膏
［处方］桃树寄生 500 克,面粉适量。
［用法］将桃树寄生切碎,加水煎煮 2 次,取 2 次煎液熬煮,浓缩

至点水成珠,加入米粉适量调成膏。用时取适量敷在
患儿脐孔及肿坠的睾丸处。每日换药 1～2 次,至病愈
方可停药。

[主治] 小儿疝气。

[出处]（民间验方）

● **偏方3　香桂葱姜膏**

[处方] 丁香 10～20 克,肉桂 10～20 克,葱白根 20 克,鲜生姜
20 克。

[用法] 将肉桂、丁香制成粗粉,葱白根炒热,鲜生姜捣烂,上药
和匀,捣成泥膏,制成(8×8)平方厘米大的圆饼,敷前
先用温开水洗净脐部,酒精棉球消毒,然后将膏饼以覆
盖三经(任脉、足少阴肾经、足厥阴肝经)六穴(神阙、水
分、中注、肓俞、阴交、气海)为宜,敷后用宽布带托提扎
紧,每次 5 天,10 天为 1 疗程。

[主治] 小儿疝气。

[出处]《辽宁中医杂志》

● **偏方4　黄树寄生饼**

[处方] 黄皮果树寄生、灯笼草、荔枝核各 10 克,米醋适量。

[用法] 将黄皮果树寄生叶、灯笼草晒干或烘干,与荔枝核共捣
碎研为细末,以米醋调制成饼备用。用时取药饼敷贴
于脐孔中,纱布盖之,胶布固定。每日换药 1 次,至病
愈止。

[主治] 小儿疝气,睾丸偏坠。

[出处]（民间验方）

● **偏方5　胡椒万应膏**

[处方] 万应膏药 500 克,白胡椒 12 克,肉桂 24 克。

[用法] 将白胡椒、肉桂研为细末,调入万应膏内,摊布上,敷脐
中,3 日 1 次。

[主治] 小儿疝气。

［出处］《浙江中医药》

● **偏方 6　白胡椒散**

［处方］白胡椒 3 克。

［用法］将白胡椒研末,分成 2 份,分贴于肚脐及两足心,上盖棉花,以胶布固定。每半月换贴 1 次。

［主治］3 个月~1 岁的婴儿疝气。

［出处］《中医医论医方医案选》

● **偏方 7　葱姜熨**

［处方］葱白、生姜、食盐各等量。

［用法］将葱白、生姜、食盐炒热,用布包,熨脐部(勿过热烫伤)。1 日 2 次。

［主治］婴幼儿疝气。

［出处］《河南中医》

● **偏方 8　茱萸茴香散**

［处方］吴茱萸、川楝子、小茴香各 12 克。

［用法］将上药共研细末,用布包裹,敷于患儿脐上,每日换药 1 次,连用 5~7 次。

［主治］疝气疼痛。

［出处］《常见病民间传统外治法》

● **偏方 9　艾醋方**

［处方］艾绒、食醋各适量。

「用法］将艾绒置食醋内浸泡,将突出的脐疝复位后,把醋艾绒置脐内,以填满为度,用硬纸垫压盖在脐孔上,再用胶布固定。

［主治］脐疝。

［出处］《辽宁中医杂志》

● **偏方 10　丁香散**

［处方］母丁香适量。

［用法］将母丁香研极细末,过 100 目筛,取适量填满脐窝,敷料

覆盖,胶布固定。2 天换药 1 次,治疗期间适当减少活动。

[主治] 小儿疝气。

[出处]《陕西中医》

12. 小儿脐湿、脐疮

脐湿、脐疮是初生儿脐部疾患,多由于断脐结扎欠妥,脐部护理不当所引起。

脐湿为单纯的水湿久浸不干而致。脐疮是在脐湿的基础上,皮肤破损,感染邪毒,脐周皮肤出现红肿热痛,甚至化脓的现象。

引起本病的原因,多因断脐时剪扎、包裹所用的物品不洁,或沐浴时脐带为水湿所浸,或护理失宜,脐部受尿液浸渍,或解脱不慎,风冷侵入脐部,以致水湿、风冷诸邪壅聚搏结为患。湿重久不干,邪郁化热,皮肤红肿,甚则变青黑色而成疮。

●偏方 1　青黛冰片散

[处方] 青黛 15 克,冰片 2 克。

[用法] 将上药共研为末,过筛,贮瓶备用。用时取适量调香油拌匀成糊状,涂布在脐孔上,外用纱布包扎固定,每日换药 1 次。换药前宜用温开水洗净脐部皮肤,并用消毒棉花吸干水湿,拭去脓性分泌物。

[主治] 小儿脐疮红肿、糜烂、疼痛。

[出处](中医验方)

●偏方 2　吊钟花膏

[处方] 吊钟花(朱槿花)1 握,红糖 10 克。

[用法] 将吊钟花与红糖捣烂如糊膏状,涂布于脐孔上,外用消毒纱布固定之。每日换药 1 次,涂药 2~3 天可收效。

[主治] 小儿脐疮。

[出处](民间验方)

●偏方 3　菊花蒲公英膏

[处方] 鲜野菊花、鲜蒲公英各 1 握。

[用法] 将上药共捣烂如膏状,敷于患儿脐孔上,外用消毒纱布
束紧固定之。每日换药 1～2 次。每日换药前宜用温
开水清洗脐部皮肤,方可敷药。

[主治] 小儿脐疮肿痛,流脓。

[出处] (民间验方)

●**偏方 4 明矾鸡蛋糊**

[处方] 明矾 10 克,鸡蛋清适量。

[用法] 将明矾研末,加鸡蛋清调成糊状,涂布于脐中、涌泉穴,
纱布覆盖,胶布固定,干后再换。每日换药 1～2 次。

[主治] 新生儿脐疮溃疡。

[出处] (民间验方)

●**偏方 5 猪髓杏仁糊**

[处方] 猪脊髓 10 克,杏仁 15 克。

[用法] 先研杏仁成脂状,与猪脊髓调和,敷脐疮肿处。

[主治] 小儿脐疮,肿痛。

[出处] (民间验方)

●**偏方 6 脐炎外敷法**

[处方] 白石脂 3 克,黄柏 10 克,枯矾 3 克,百草霜 1 克。

[用法] 上药共研细末,取适量药末填于脐中,纱布覆盖,胶布
固定。

[主治] 小儿脐湿流水,糜烂流脓。

[出处] 《民间敷灸》

●**偏方 7 白矾散**

[处方] 白矾适量。

[用法] 将白矾研末,敷于脐部。

[主治] 脐湿流水,红肿热痛。

[出处] (民间验方)

●**偏方 8 芹菜茶叶外敷法**

[处方] 鲜芹菜 10 克,茶叶 1 克。

[用法] 上药共捣烂,涂脐,每日 2 次。

[主治] 小儿脐湿,红肿。

[出处] (民间验方)

● 偏方 9　丁香糊

[处方] 鲜丁香花 3 克。

[用法] 将丁香花捣烂,涂脐。每日 2 次。

[主治] 小儿脐炎红肿。

[出处] (民间验方)

● 偏方 10　龙矾散

[处方] 龙骨、枯矾各 60 克。

[用法] 上药共研细末,填于脐中,消毒纱布覆盖,胶布固定。
　　　　隔日换药 1 次。

[主治] 小儿脐中湿烂。

[出处] 《民间敷灸》

● 偏方 11　黄连龙骨散

[处方] 黄连、煅龙骨各 2 份,乌贼骨粉 1 份。

[用法] 上药共研末,撒脐中,纱布覆盖,胶布固定。

[主治] 小儿脐疮,红肿糜烂,甚至溢脓,久治不愈者。

[出处] (中医验方)

● 偏方 12　杏仁茶叶糊

[处方] 杏仁 5 克,茶叶 1 克。

[用法] 上药共捣烂,涂脐部。每日 2 次。

[主治] 小儿脐湿。

● 偏方 13　马齿苋散

[处方] 马齿苋 200 克。

[用法] 将马齿苋晒干,烧存性,研末备用。洗净脐部,将药末 1
　　　　克撒脐中,每日 1 次。

[主治] 小儿脐疮。

13. 小儿脐出血

小儿脐出血是指小儿断脐后,脐部有血渗出,经久不止,大都在出生后第一周,脐带脱落前后出现。脐血的原因大致有二:一是因为患儿脐带粗大,干缩后,所缚的结松脱而出血;二是由于胎热内盛,迫血妄行,或先天不足,气不摄血,血失统摄,离经外溢发生脐血。

●偏方1　云南白药

　　［处方］云南白药1克(或冰硼散1克)。

　　［用法］将云南白药1克或冰硼散1克,撒于脐中,隔日1次。

　　［主治］小儿脐湿,脐出血。

　　［出处］《中国中成药》

●偏方2　脐血散

　　［处方］鲜柿叶5克,葱白3克。

　　［用法］上药共捣烂,敷脐。

　　［主治］小儿脐中溢血。

　　［出处］（民间验方）

●偏方3　藕节倍子敷脐法

　　［处方］鲜藕节6克,五倍子3克。

　　［用法］上药共捣烂,敷脐部。

　　［主治］小儿脐炎,脐出血。

　　［出处］（中医验方）

●偏方4　桑叶白芷糊

　　［处方］鲜桑叶6克,白芷2克。

　　［用法］上药共捣烂,敷脐部。每日2次。

　　［主治］小儿脐烂,溢脓血水。

　　［出处］（民间验方）

●偏方5　止血粉

［处方］三七 20 克,地榆 15 克,小蓟 20 克,茜草 30 克。

［用法］将上药制成粉剂,外敷脐部。

［主治］脐肿出血。

［出处］《中医外治法》

● **偏方 6　棕矾艾灰散**

［处方］棕灰、枯矾、艾灰各适量。

［用法］上药共研细末,敷脐部。

［主治］脐湿出血。

［出处］《常见病验方研究参考资料》

● **偏方 7　荆芥汤敷法**

［处方］荆芥 60 克,葱 1 把。

［用法］先取荆芥煎汤洗之,并将煨葱捣烂,贴脐部患处。

［主治］脐肿,脐部感染。

［出处］《本草纲目》

● **偏方 8　枯矾艾叶散**

［处方］枯矾、艾叶各等量。

［用法］上药共研细末,撒在脐上。

［主治］小儿脐出血。

［出处］《中医外治法》

● **偏方 9　白芨明矾连栀丹**

［处方］白芨、明矾各 100 克,黄连、黑栀子、丹皮各 50 克。

［用法］将上药共研成极细末,过 120 目筛,外撒患处。

［主治］小儿脐部溢血。

［出处］《敷脐妙法治百病》

● **偏方 10　补气摄血散**

［处方］黄芪、人参、白术、甘草各 10 克,胎发(煅存性)6 克,煅
　　　　龙骨 4.5 克。

［用法］上药共为细末,撒脐部,外用纱布包扎固定。每日换药
　　　　1 次。

[主治] 小儿脐中长期渗少量血水。

[出处]《敷脐妙法治百病》

● 偏方 11 鸡内金散

[处方] 鸡内金适量。

[用法] 将鸡内金瓦上焙干研末,敷脐部患处。

[主治] 小儿脐疮出血,出水,久不收口。

[出处]（民间验方）

● 偏方 12 龙发散

[处方] 胎发(煅存性)6 克,煅龙骨 4.5 克。

[用法] 上药共研末,撒脐部,外用纱布包好。

[主治] 小儿脐出血。

[出处]（民间验方）

14．儿童多动综合征

儿童多动综合征,或称儿童多动症、脑功能轻微障碍综合征或抽动秽语综合征,是儿童期常见的一种神经精神系统病症。绝大多数为学龄前后的男孩。其发病可能与出生前后某些因素使脑部缺血、缺氧及遗传因素有关。临床表现主要以注意力不集中、行为冲动和活动过度为特点,且常由几个症状合并出现。

中医认为,本病因先天禀赋不足,或后天失于调摄,导致气血不足,元神失养。主要累及心、肝、脾、肾等脏器。

● 偏方　制动散

[处方] 天麻、钩藤、地龙、胆南星各 15 克,防风 2 克,人指甲 5
　　　　克,珍珠粉 10 克。

[用法] 上药共研细末,贮瓶备用。治疗时先用温开水将肚脐
　　　　洗净擦干,再将制动散细末放入肚脐孔内,以填满为
　　　　止,然后用胶布固定,每 3 天换药 1 次,若对胶布过敏
　　　　者,可根据患者肚脐孔大小,用纱布缝一小口袋,装入
　　　　药末放入肚脐,再以绷带固定即可。持续贴敷,直至治

愈为止。

[主治]儿童多动症。

[出处]《新中医》

（六）脐疗治疗男性病偏方

1. 遗精

男子不因性生活而精液遗泄的病症,称为遗精。本证在临床上有梦遗和滑精之分,有梦而遗的,称为梦遗;无梦而泄的,甚至清醒时精液流出者,名为滑精。中医认为,本病常因情志失调、饮食失节、房劳过度,或误犯手淫等均可导致肾阴虚损,肾虚不固,封藏失职,收摄无权而发生遗精。

本病的发生,不完全属于病理现象,壮年体健,偶有遗精者,视为正常的生理现象,不能认为病态。

本病在治疗的同时,宜注意调理摄生,节制房事,杜绝手淫恶习,忌食肥甘厚味和辛辣刺激食物,积极参加体育运动,以增强体质。

● **偏方1 龙倍散**

[处方]煅龙骨、五倍子各适量。

[用法]上药共研细末,取适量药末,水调,涂满脐,上覆麝香虎骨膏,2日换药1次。

[主治]遗精。

[出处]《串雅内编》

● **偏方2 五白散**

[处方]五倍子10克,白芷5克。

[用法]上药共烘干,研为极细粉末,用醋及水各等份,调成面团状,临睡前敷脐部,外用纱布覆盖,胶布固定。每晚1换,连敷3~5日。

264

［主治］遗精。

［出处］《四川中医》

● 偏方3　梦遗方

［处方］紫花地丁(鲜品)80克。

［用法］上药捣烂如膏,贴脐上。

［主治］梦遗频作。

［出处］《串雅内编》

● 偏方4　遂草丸

［处方］甘遂、甘草各9克。

［用法］上药共研为丸,猪脊筋捣为丸,填入脐内,外用一般膏
药贴之。

［主治］梦遗。

［出处］《理瀹骈文》

● 偏方5　秘精丹

［处方］五倍子、龙骨各15克,朱砂3克。

［用法］上药共研末,每次取药末3克,用温开水调为糊状,填敷
脐中,外用纱布覆盖,胶布固定。每日换药1次,连用
3~5日。

［主治］梦遗。

［出处］(民间验方)

● 偏方6　温阳固精散

［处方］韭菜子10克,小茴香、五倍子各3克。

［用法］上药3味,共研为散,敷脐部。

［主治］遗精、遗尿等。

［出处］(民间验方)

● 偏方7　涩精饼

［处方］五倍子、女贞子各30克,醋适量。

［用法］上药共研细末,醋调成饼,敷脐。每日1次,7次为1
疗程。

[主治] 遗精,腰酸头晕。

[出处] (民间验方)

● **偏方8　牡蛎大蒜敷法**

[处方] 牡蛎 30 克(童便制),大蒜 1 头。

[用法] 上药同捣烂,敷脐孔上。

[主治] 遗精白浊。

[出处]《理瀹骈文》

● **偏方9　菟苓韭龙散**

[处方] 菟丝子、云苓、韭子、龙骨各 30 克。

[用法] 将以上诸药混合共研为细末,贮瓶备用。用时取药末
　　　　12 克,以温开水调如糊状,敷于患者肚脐上,盖以纱布,
　　　　胶布固定。每日换药 1 次,10 次为 1 疗程。

[主治] 遗精,滑精。

[出处] (中医验方)

● **偏方10　刺猬皮散**

[处方] 刺猬皮 20 克,白酒适量。

[用法] 将刺猬皮研末备用。每次取药末 1 克,白酒调糊,填敷
　　　　脐中。每 2 日换药 1 次。

[主治] 遗精,滑精。

[出处] (民间验方)

● **偏方11　乾坤丹**

[处方] 黄连 6 克,肉桂 3 克,黄柏 6 克,制附子 3 克,五倍子
　　　　15 克。

[用法] 上药共研细末备用。每次取药粉 1 ~ 2 克,用温开水调
　　　　糊,填敷脐部,外用纱布覆盖,胶布固定。每日换药 1
　　　　次,连用 7 ~ 10 次。

[主治] 遗精。

[出处]《脐疗》

● **偏方12　固精散**

［处方］五倍子 20 克。

［用法］将五倍子煨后,研极细末备用。每次取五倍子末 0.5 ~
1 克,撒膏药上,贴脐部。

［主治］遗精。

［出处］《河南省秘验单方集锦》

●偏方 13　止遗固精散

［处方］五倍子、黄连、肉桂各 10 克,食盐 3 克。

［用法］将上药共研为细末,过 100 目筛。先用温开水将脐部洗
净,取药末适量用食醋调成糊状,敷于神阙穴上,外用
纱布覆盖,胶布固定。每日换药 1 次,10 日为 1 疗程。

［主治］遗精,腰膝酸软,头晕,倦怠乏力,健忘。

［出处］《中医外治杂志》

［说明］用药期间禁食辛辣刺激性食物,禁烟酒,内裤不宜过
紧,节制房事,清心寡欲,安定神志。

2. 阳痿

阳痿,俗称“阳事不举”,是指性生活时,阴茎不能勃起或勃
起不坚的一种病症。现代医学认为,本证属于男子性功能障碍的
范围。中医又称之为“阴痿”。心脾两虚和命门火衰是本病的主
要原因,湿热下注,宗筋弛缓也可引起阳痿。其临床表现有虚实
之分,虚证者,阴茎勃起困难,时时滑精,头晕耳鸣,腰膝酸软,畏
寒肢冷,舌淡白,脉细弱;实证者,阴茎虽能勃起,但时间短暂,每
多早泄,阴囊潮湿,下肢酸重,小便黄赤,苔黄腻,脉濡数。

●偏方 1　揉脐法

［处方］按揉肚脐法。

［用法］患者取仰卧位,临睡前用食指按压肚脐 5 分钟,每晚 1
次,1 个月为 1 疗程。

［主治］阳事不振。

［出处］(民间验方)

● 偏方 2 敷药艾灸法

[处方] 五灵脂、白芷、青盐各 6 克,麝香 0.3 克。

[用法] 上药共研细末,以荞麦粉调和成面圈,置于脐上,将药末填于脐中。以艾条于脐上灸之,脐中感觉温暖即停止,过几天再灸,但不可多灸,以免生热。

[主治] 瘀阻寒凝所致的男子阳痿,遗精。

[出处] 《敷脐妙法治百病》

● 偏方 3 茴香炮姜散

[处方] 小茴香、炮姜各 5 克。

[用法] 上药共研末,加食盐少许,用人乳或蜂蜜调糊状,敷于脐部,外加胶布固定。5 ~ 7 日换药 1 次。

[主治] 命门火衰所致的阳痿之症。

[出处] (中医验方)

● 偏方 4 兴阳饼

[处方] 白胡椒 3 克,制附片、明雄黄各 6 克,小麦面 15 克,大曲酒适量。

[用法] 先将前 3 味分别碾细末,再与面粉拌匀,后将大曲酒炖热倒入,调和做成小药饼 1 个备用。需用时,将药饼敷脐部,外加绷带固定。如敷上时药饼已冷,可用热水袋敷之,如无热水袋,可用炒食盐或炒细砂 500 克,用厚毛巾包裹熨亦可。待腹内感觉温暖时,可去掉热水袋、炒盐或炒砂袋,等脐部有痒感时,方可去掉药饼。

[主治] 阳痿,腰背酸冷,性欲减退。

[出处] 《中草药外治验方选》

● 偏方 5 阳痿饼

[处方] 急性子、明雄黄各 30 克,蜈蚣 10 条,炮山甲 10 克,麝香 0.5 克,面粉、黄酒各适量。

[用法] 将前 5 味药混合研末,加入面粉适量调匀,再将煮热的黄酒倒入,调和制成 2 个药饼,以 1 个贴脐部,另 1 个贴

曲骨穴,盖以纱布,胶布固定。再以热水袋置脐上熨30
分钟。每天1次,10天为1疗程。

[主治] 阳痿,腰酸膝软,畏寒肢冷,气短乏力。

[出处]《中医脐疗大全》

[说明] 曲骨穴位于前正中线,脐下5寸,当耻骨联合之上方。

●偏方6 葱敷法

[处方] 葱白10根。

[用法] 将葱白分2份,加热,敷脐部。每日早晚各1次。

[主治] 阳痿,恶寒。

[出处]《四川中医》

●偏方7 起阳膏

[处方] 炙附子10克,甘遂5克,甘草30克,麝香0.3克。

[用法] 上药共研细末,取药粉3克,以白酒调膏敷脐,纱布覆
盖,胶布固定。

[主治] 阳痿,脐腹冷痛。

[出处]《理瀹骈文》

●偏方8 木鳖起阳散

[处方] 木鳖子5个,桂枝、狗骨各9克,干姜、花椒各3克。

[用法] 上药共研成末,用人乳或蜂蜜调和,敷于肚脐,纱布覆
盖,胶布固定。3日换药1次,7次为1疗程。

[主治] 阳痿,腰背酸痛。

[出处]《阳痿遗精早泄特效方》

●偏方9 蛇床五味膏

[处方] 蛇床子、五味子各60克,冰片10克,麝香3克。

[用法] 上药共研细末,装瓶备用。用时取药粉1克,以适量凡士
林调膏,外涂脐部,盖软塑料薄膜和纱布,胶布固定。每
日换药1次,7次为1疗程,休息5日,再行第2疗程。

[主治] 阳痿。

［出处］《家庭脐疗》

●偏方10 拔罐法

［用法］用火罐拔神阙穴,以及关元、气海及小腹两旁穴位,稍留,连续拔10余罐即止。

［主治］阳痿,腰酸膝软。

［出处］《中医外治法》

●偏方11 蜂白散

［处方］露蜂房、白芷各10克。

［用法］将露蜂房、白芷烘干,共研细末,醋调成面团状,临睡前敷肚脐上,外用纱布覆盖,胶布固定。1～2日1次,连续3～5次。

［主治］早泄,阳事不坚。

［出处］《浙江中医杂志》

●偏方12 蛇床木鳖艾熨法

［处方］陈艾叶、蛇床子各31克,木鳖子2个(带壳生用)。

［用法］上药3味研为细末和匀,将药末用棉纱包裹,放在脐部,以纸圈围住,用熨斗热熨于其上。

［主治］阳痿,腰膝酸软。

［出处］(中医验方)

●偏方13 壮阳散

［处方］淫羊藿52克,蛇床子36克,蜈蚣15克,冰片9克。

［用法］将上药共研细末,贮瓶备用。用时取适量药末,捣葱汁将药搅匀,至药末湿润即可,再将药物纳入脐中,然后用双手拇指交替按脐中,睡前与晨起各做1次,每次揉按10～20分钟。月余始效。

［主治］阳痿不举或举而不坚,滑精早泄等。

［出处］《亲献中药外治偏单验方》

●偏方14 阳痿膏

［处方］乌附子1个(重约45克),阿片1.5克,穿山甲3克,土

硫磺 6 克,麝香 0.3 克。

[用法] 取乌附子 1 个,挖成空壳,并将阿片、穿山甲、土硫磺粉碎为末,与挖出的附子末混合后再填入附子壳内,然后用好酒 250 毫升,放锅内入附子加热,用文火煎熬至酒干,将附子取出。最后取麝香与附子捣融如膏,备用。贴敷时取药膏如黄豆大,分别敷于神阙、曲骨穴,上盖纱布,胶布固定即可。每 3 天贴敷 1 次,5 次为 1 疗程。

[主治] 阳痿,头晕,倦怠乏力,精神萎靡,失眠,盗汗。

[出处] 《中国灸法集粹》

●偏方 15 阳起石散

[处方] 阳起石、蛇床子、香附子、韭子、大枫子(去壳)、麝香、硫磺各 3 克,土狗 7 个(去翘足煅过)。

[用法] 上药共研为细末,炼蜜丸如指顶大,以油纸盖护贴脐上,用绢带缚住。

[主治] 本方有温肾壮阳之功,适用于因命门火衰所致的阴茎痿软不举。

[出处] 《敷脐妙法治百病》

3. 阳强症

阳强症又称强中、阳强不倒。是指未同房,阴茎异常勃起,历久不衰,或同房射精后阴茎仍持续性勃起,虽经数小时乃至数日不能自行痿软的病症。多由于心肝火旺或阴虚火亢,相火妄动所致。常有性欲亢进,房事过频史,或有腰椎外伤史等。

●偏方 1 强中散

[处方] 黄连、知母、栀子、青皮、白芷各 10 克,川楝子 20 克,丁香 6 克。

[用法] 上药共压细粉,取药粉适量,以水调成糊,填入脐中,纱布覆盖,胶布固定。每日用药 1 次。

[主治] 湿热下注、相火偏旺所致的阳强之症。

[出处]《家庭脐疗》

●**偏方 2　芒硝冰片散**

[处方] 芒硝、冰片各等量。

[用法] 将芒硝、冰片研粉,装瓶备用。用水调面粉和成面团,
搓条围于脐周,面圈内放芒硝、冰片粉各 5 克,渐滴冷
水于药上,令药溶。

[主治] 下焦蓄热所致的阳强作痛之症。

[出处]《家庭脐疗》

●**偏方 3　麝香散**

[处方] 麝香 0.3 克。

[用法] 将麝香研末,敷脐中,纱布覆盖,胶布固定。

[主治] 瘀阻窍闭所致的不射精之症。

[出处]（民间验方）

4. 缩阳症

缩阳又称阳缩,是以阴茎、睾丸、阴囊内缩,伴有少腹拘急或
剧烈疼痛为特征的一种病症。古人又称"阴缩",多发于青壮年,
由于病情危重,必须及时进行治疗。

缩阳多因寒凝肝脉,或热郁厥阴,或肾阳不足,导致宗筋失养
而发病,治法当分别用温暖肝肾、温补肾阳和清热利湿之法。

●**偏方 1　玉兰盐敷法**

[处方] 玉兰叶、食盐少许。

[用法] 将上药捣烂,敷脐上。

[主治] 缩阳症。

[出处]（广西民间验方）

●**偏方 2　热水敷法**

[处方] 棉花适量。

[用法] 将棉花铺脐上,约 3 厘米厚,再以热水袋放棉花上,生殖
器伸出即取去。

[主治] 缩阳症。

[出处]《中医外治法》

●偏方 3　蛋熨法

[处方] 鸡蛋 10 个。

[用法] 将鸡蛋煮熟,留壳,切去一头,留约 2.5 厘米,合在病人肚脐上,蛋冷即换。

[主治] 用于缩阳症较轻者。

[出处]《增广验方新编》

●偏方 4　胡椒蒜盐饼

[处方] 白胡椒 3 克,大蒜 1 头(去皮),食盐 1 小撮,冷米饭 1 小团。

[用法] 先将白胡椒研为细末,把大蒜、食盐加入药末捣烂拌匀,再加冷米饭共捣至极烂,捏成小圆形药饼,放入笼内蒸熟,备用。用时取药饼 1 个,贴于患者脐孔中央,外用纱布覆盖,胶布固定。每天换药 1 次,频贴至病愈方可停药。

[主治] 肾阳不足,阴户时时收缩抽搐,睾丸上提,小腹冷痛,形寒肢冷。

[出处]（民间验方）

●偏方 5　鲜葱熨剂

[处方] 鲜葱 1000 克,陈醋适量。

[用法] 将鲜葱用陈醋炒热,用布包好,熨脐周围,待腹内作响,病退为止。

[主治] 房事后恣食生冷所致的肾囊紧缩,小便抽痛,大便不通。

[出处]《陕西中医验方选编》

●偏方 6　缩阳方

[处方] 白胡椒、硫磺、吴萸各适量。

[用法] 上药共研细末,加大蒜汁调,敷脐部。

［主治］阴寒内盛所致的缩阳症。

［出处］《上海中医药杂志》

5. 男子不育

男子不育是指女方健康,婚后同居 3 年以上,未采取避孕措施而不育者。主要由于不同原因引起的睾丸组织萎缩,生精细胞退行性病变,导致精液内精子缺乏、稀少或精子畸形,或精液液化时间延长,甚至不液化所致。患者常兼有腰酸膝软、头晕耳鸣、神疲乏力、心烦少寐、面色苍白、多汗、舌淡苔白、脉细弱。

● 偏方 1　种子方

［处方］五灵脂、白芷、盐各 6 克,麝香 0.3 克,荞麦面、艾炷各适量。

［用法］将荞麦面用水调搓成条状,圈于脐周,将上药压粉,放入脐内,用艾炷灸,以腹内感觉微温为度。

［主治］不育。

［出处］《串雅外编》

● 偏方 2　艾灸法

［处方］艾条。

［用法］将艾条点燃后悬灸肚脐,每次灸 20 分钟左右,每日 1次,连灸 2 个月。

［主治］阳虚所致的精子缺乏症。

［出处］《家庭脐疗》

● 偏方 3　温脐种子方

［处方］白芷、肉桂各 10 克,五灵脂 15 克,麝香 1 克。

［用法］先将白芷、肉桂、五灵脂研细末,细筛成粉末,再取麝香与上药调匀,贮瓶密封备用。用时取药粉 1 克,放于脐眼处,用胶布贴紧,以防药粉脱落。夜间去脐上胶布,保留药粉,用艾条隔姜片灸脐部,灸至脐中温暖为度,慎防烫伤。灸后用棉签擦去药粉,换上新药粉 1 克,贴

上新胶布。30 天为 1 疗程。根据病情,可隔 1 周后再
用第二疗程。

[主治] 男子不育症。

[出处]《新中医》

6. 房后腹痛

房后腹痛是指房事后腹部及阴茎睾丸牵引疼痛的一种病症。
多因房事中受寒或情志不畅复遇冷感寒所致。症见少腹拘急疼
痛,怕寒肢冷,苔白脉弦紧为寒凝肝经,治应温经散寒。腹痛下牵
引睾丸阴茎,上见胁肋腹痛,急躁易怒,舌红脉弦者,多为肝郁气
滞,应以疏肝解郁为主。

●偏方1　葱姜灸

[处方] 生姜、葱白各适量。

[用法] 上药共捣烂炒熟,摊于脐上,以艾火灸之。

[主治] 房事后中寒腹痛。

[出处]《奇难杂症古方选》

●偏方2　胡椒矾香丹

[处方] 胡椒、枯矾、黄丹各 3 克,丁香 0.5 克。

[用法] 将上药 4 味共研末,填满脐部,盖麝香膏。

[主治] 房劳,伤寒,脐腹冷痛。

[出处]《理瀹骈文》

●偏方3　止痛丸

[处方] 黄丹 2.1 克,白矾 2.4 克,胡椒 7 粒,火硝 0.3 克,醋
适量。

[用法] 上药共研细末,以醋为丸。命患者盘坐,将团好的药丸
放在脐中,男人以左手,女人以右手扶之。

[主治] 房后腹痛。

[出处]《敷脐妙法治百病》

●偏方4　麻黄芥桂饼

［处方］麻黄、绿豆粉、白草霜各 30 克,白芥子、桂丁各 15 克。

［用法］上药共研末,水调和成饼,敷脐上,覆被,汗出为度。

［主治］房事后腹痛筋转。

［出处］《敷脐妙法治百病》

7. 房事晕厥

　　房事晕厥,是指在性交过程中或性欲高潮时突然出现的面色苍白,冷汗神昏,四肢厥冷等症。多由精泄气脱所致,以中年男子为多见。治宜益气固脱,滋阴降火,疏肝理气为主。

● 偏方 1　葱姜盐熨

［处方］食盐适量,生姜 15 克,葱白 15 克。

［用法］将食盐炒热熨脐。生姜、葱白打碎,冲热酒灌之,再以药渣熨脐。

［主治］房事后晕厥,肢冷脉微。

［出处］（民间验方）

● 偏方 2　还元膏

［处方］胡椒 1 克,干姜 2 克,细辛 1 克。

［用法］上药共研成细末,将药末放碗内,用白酒调为糊状,填脐中,外用纱布包扎,再用暖水袋熨之。至出汗则愈。

［主治］男女交合后晕厥,面白唇青,手足发冷,肚冷阴缩。

［出处］（民间验方）

● 偏方 3　热熨法

［处方］生姜 120 克,大葱 240 克,胡椒 15 克,硫磺 30 克。

［用法］将前 3 味药炒热,同硫磺装入袋内,热熨脐部及脐下 1 寸处,并用烧酒壶热熨。

［主治］男子房事后面青唇白,少腹剧痛。

［出处］《陕西中医验方选编》

8．前列腺炎

前列腺炎是一种男性生殖系统常见病。临床上分为急性和慢性两种,尤以慢性非特异性前列腺炎最为多见。急性前列腺炎多见于青壮年,其临床特点为起病急,症状表现为高热、寒战,尿频,尿急,尿痛,腰骶及会阴部剧痛。慢性前列腺炎临床特点为轻度尿频,排尿烧灼感,终末尿混浊,腰骶、会阴和阴部坠痛等。可伴有阳痿、早泄等性机能障碍及神经衰弱症状。病者常有急性前列腺炎史。

本病属中医热淋、膏淋、劳淋、白浊等范畴。主要由于湿热蕴结下焦,阻滞气机所致。急性者以湿热为主,慢性者常兼有肾气不足。

●**偏方1　麝香敷脐散**

［处方］麝香 0.15 克,白胡椒 7 粒。

［用法］将白胡椒研为细末,瓶装密封备用。患者取仰卧位,先将脐部洗净,将麝香粉倒入肚脐内,再将胡椒粉盖于上面,外覆盖一张圆白纸,用胶布固定,四周贴紧,以防药粉漏出。每隔 7～10 天换 1 次,10 次为 1 疗程,疗程间休息 5～7 天。

［主治］慢性前列腺炎。

［出处］《江西中医药》

●**偏方2　复方野菊花膏**

［处方］野菊花、银花、吴茱萸、肉桂、僵蚕、玄参、大黄、槐花等。

［用法］将以上药物研为细末,用凡士林、醋为基质制成药膏,先在神阙穴拔罐后,将本药膏加温敷于脐部,每周 2次,15 次为 1 疗程。

［主治］前列腺炎。

［出处］《慢性难治性疾病穴位贴敷疗法》

●**偏方3**

［处方］王不留行 150 克,天竺黄、土贝母、没药、虎杖各 100 克,
蜂房 50 克。

［用法］用 4000 毫升水浸药 2 小时,煎 30 分钟,取滤液,再加水
复煎 1 次,两次滤液混合,浓缩成稠液,加益智粉 100
克,烘干压粉,装瓶备用。每次取药粉 0.3 克,放入脐
内,上压一干棉球,外以胶布固定。

［主治］慢性前列腺炎,前列腺肥大。

［出处］《家庭脐疗》

(七)脐疗治疗五官科病偏方

1.口疮

口疮是指口腔黏膜上发生的表浅、圆形或椭圆形的小溃疡,
又称口疡。口疮有虚实之分。实证多是由口腔不洁,风邪侵入,
或过多食入高粱厚味致心脾积热、热毒蕴结而发;虚证多由素体
阴虚,虚火上炎所致。应辨证施治。

●偏方1 黄连细辛糊

［处方］黄连、细辛各 2 克。

［用法］上药共研细末,水调为糊,敷脐部,每日换药 1 次。

［主治］口疮糜烂,疼痛。

［出处］《理瀹骈文》

●偏方2 黄连桂心散

［处方］黄连、桂心等量。

［用法］上药 2 味共研为散,掺膏上,贴脐部。

［主治］虚火上炎之口舌生疮。

［出处］《理瀹骈文》

●偏方3 细辛散

［处方］细辛适量。

［用法］将细辛研末,每次取 1 克细辛末,醋调敷脐。每天换药
1 次。

［主治］小儿口疮,鹅口疮。

［出处］《本草纲目》

● **偏方4　细辛糊灸法**

［处方］细辛 3 克,丁香、肉桂各 2 克,吴茱萸 3 克。

［用法］上药共研为细末,用麻油调成糊状,填脐。再将艾叶捏
成直径 2 厘米,高 1.5 厘米的圆锥形艾炷,放药上灸之。
每日 1 次(重者 2 次),每次 7 壮。

［主治］小儿口疮。

［出处］《辽宁中医》

● **偏方5　吴萸散**

［处方］吴萸适量。

［用法］将吴萸研为细末,敷脐部。

［主治］口疮。

［出处］《中医外治法集要》

［说明］吴茱萸善治口疮,故为口疮要药。敷双侧足心也可
取效。

● **偏方6　口疮膏**

［处方］大黄、硝石、白矾各等量,米醋、面粉少量。

［用法］上药共研成细末,加入米醋、面粉调和,制成膏备用。
临用时取膏药 2 小团,分别敷于患者脐孔上和两足心,
盖以纱布,扎牢,或胶布固定。每日 1 次,敷 3 ~ 4 次可
有效。

［主治］脾胃积热型口疮。

［出处］(民间验方)

● **偏方7　吴萸姜鳖糊**

［处方］吴茱萸、干姜、木鳖子各适量。

［用法］上药共研细末,冷水调糊,将药糊敷脐上,外敷纱布,胶

布固定。

[主治] 口腔溃烂,周围颜色淡红,兼神疲、颧红、口干、虚烦不宁。

[出处]《杨氏家藏方》

●偏方8　细辛蜂蜜糊

[处方] 细辛,蜂蜜适量。

[用法] 将细辛研成细末,加适量蜂蜜调成糊状,先将患者脐部洗净,取药糊约10克,涂在7平方厘米纱布上,敷贴脐部,外用胶布固定。每天1次。

[主治] 口疮,口腔溃疡。

[出处]《浙江中医杂志》

●偏方9　乐口灵

[处方] 细辛15克,硼砂6克,蟾酥1克,冰片3克。

[用法] 将前3味药研极细末,入冰片共混匀,装瓷瓶内备用。于每晚临睡前,取药末1克敷脐部,外贴伤湿止痛膏,每天换药1次。

[主治] 口腔溃疡。

[出处]《湖南中医杂志》

[说明] 用药期间忌食辛辣之物。

2. 口糜

口糜是指口腔黏膜糜烂成片,可有特殊气味的疾病。口糜多由风邪侵入,心脾积热,阴虚火旺等引起。风热袭肺,肺失清肃,痰热上壅;或心脾积热,热毒蕴结而发;或阴虚火旺,膀胱移热于小肠,上为口糜,应辨证施治。

●偏方1　黄连干姜散

[处方] 黄连、干姜少许。

[用法] 将黄连、干姜混合共研细末,备用。用时取药末适量,敷于患者脐部,上盖以纱布,胶布固定。

［主治］口舌糜烂,色红,覆盖黄白色伪膜,疼痛,伴口干,便秘,溲黄,舌质红,苔黄,脉数有力。

［出处］《中药敷脐妙法》

● **偏方2 三黄散**

［处方］黄芩、黄连、黄柏、山栀、细辛、干姜各等份。

［用法］将上药混合共碾为细末,贮瓶备用。用时取药末适量,掺膏中,敷贴于患者胸口及脐部,纱布覆盖,胶布固定。

［主治］口腔黏膜充血,糜烂,表面黄白色伪膜,疼痛,伴有恶风,发热,头痛,咽痛,舌苔黄,脉浮数或濡数。

［出处］《中药敷脐妙法》

3．口臭

　　口臭是一个症状,引起口臭的原因多与口腔内的疾病等因素有关,如牙周病,龋齿洞埋藏食物和细菌,牙髓坏疽,假牙不经常清洗等都可产生口臭,此外,口腔附近的器官或组织患病也可引起口臭,如化脓性扁桃体炎,萎缩性鼻炎,上颌窦炎;消化道疾病如胃溃疡,胃下垂,食道癌;呼吸系统疾病如肺结核,肺脓疡等均可产生口臭。治疗口臭最重要的是解除口臭的原因,此外也应讲究口腔卫生,早晚刷牙,饭后漱口。

● **偏方**

［处方］薄荷脑。

［用法］将薄荷脑研为细末,先把脐部清洗干净,常规消毒,将薄荷脑纳入神阙穴,外用纱布覆盖,胶布固定。3～6天换药1次,连用2～3次。一般用药后次日,口腔即有清凉爽适的感觉。

［主治］口臭。

［出处］《中医外治法集要》

4. 牙痛

牙痛为口腔疾患中常见症状,遇冷、热、酸、甜等刺激时加剧。牙痛分为风热牙痛、胃火牙痛及虚火牙痛等类型。风热牙痛多因风热外袭,郁于阳明,循经上炎所致;胃火牙痛多由于嗜食辛辣,胃火素盛,循经上蒸牙床所致;虚火牙痛多因肾阴亏损,虚火上炎所致。

● **偏方1 牙痛散**

[处方] 细辛6克,荜拨3克,生石膏9克,大黄6克。

[用法] 上药共研为细末,用水调成糊,敷脐部,纱布包扎,每天换药1次。

[主治] 热毒壅盛所致的牙痛。

[出处] 《脐疗》

● **偏方2 牙痛糊**

[处方] 生石膏15克,细辛3克,丹皮4克,黄连5克,升麻3克,大黄3克,生地6克。

[用法] 上药共研末备用。每次取药粉6克,水调成糊,敷于脐部,每天换药1次。

[主治] 胃火牙痛,牙龈红肿,大便干结。

[出处] 《脐疗》

5. 咽喉肿痛

咽喉肿痛是咽喉疾患中常见的病症之一,多因风热犯肺,热邪熏灼肺系,或因过食辛辣,胃火上蒸,或因肾阴亏耗,虚火上炎,灼于咽喉所致。风热证表现为咽喉红肿灼痛,吞咽不利,恶寒发热,咳嗽痰稠,头痛苔薄,脉浮数;湿热证表现为咽喉肿痛,高热,口渴、口臭、便秘,尿赤,苔黄,脉数;虚热证表现为咽喉稍见红肿,疼痛较轻,或吞咽时感觉痛楚,微有热象,日轻夜重,脉细数。

● **偏方1 咽痛方**

［处方］半夏、桂枝、甘草、附片、姜汁各适量。

［用法］将半夏、桂枝和甘草共碾成细末,加姜汁调和如膏状,分别敷于脐内及廉泉穴,另将附片贴于足心涌泉穴,外用纱布覆盖,胶布固定。每日换药 1 次。

［主治］慢性咽痛,肢体畏寒。

［出处］《敷脐妙法治百病》

● 偏方 2　防风芪桂散

［处方］防风、黄芪、肉桂各适量。

［用法］上药共研成细末,脐部消毒后,趁湿撒药粉 0.5 克,纱布覆盖,胶布固定。

［主治］由肾气虚所致的慢性咽炎。

［出处］（中医验方）

6. 过敏性鼻炎

过敏性鼻炎又称变态反应性鼻炎,是人体接触到某种物质后所发生的过度敏感现象。引起本病的原因主要是吸入变态反应原,如植物花粉、室内尘土、尘螨、真菌、动物皮毛、羽毛、棉絮等。临床表现为每天常有数次喷嚏,阵发性发作,常以晨起或夜晚时加重,常有大量清水样鼻涕,鼻塞、鼻痒、嗅觉减退或消失。

● 偏方 1　拔罐法

［处方］火罐。

［用法］脐部拔火罐。每天治疗 1 次,每次拔罐 3 回,每隔 15 分钟拔罐 1 回,连续治疗 10 次为 1 疗程。

［主治］过敏性鼻炎。

［出处］《上海针灸杂志》

● 偏方 2　鼻炎散

［处方］党参 10 克,白术 7 克,干姜 5 克,炙甘草 3 克,盐酸苯海拉明 1.25 克。

［用法］将前 4 味药混合烘干共碾细末,加入苯海拉明（研末）

备用。每次取药粉 0.2 克,填入患者脐孔内,覆盖一软纸片,再加棉花,外用胶布固定,3～7 天换药 1 次。

[主治] 鼻塞、鼻痒、流清涕,嗅觉减退,常伴有头痛,身困,怕冷。舌苔淡白,脉弱无力。

[出处]《中药敷脐妙法》

7. 麦粒肿

麦粒肿是眼睑的急性化脓性炎症,俗称"针眼"。麦粒肿初起时眼睑发红,微肿,稍痒,有异物感,逐渐形成麦粒样肿胀,此症多因过食辛辣刺激性食物,脾胃蕴热,郁久化火或因外受风火毒邪所致。

●偏方 食盐散

[处方] 食盐适量。

[用法] 将食盐研为细末,患者仰卧,取食盐末放入患者脐内,以填满并隆起为度,上盖一纸片或小布片,再用胶布固定。每日 1 换。

[主治] 麦粒肿。

[出处]《特种疗法 100 种》

8. 重舌

重舌为舌体下近舌根处肿胀突起膨出,轻者突起如卧蚕状,无不良感觉,重者肿胀向外膨出如小舌状。若小舌增长,肿塞满口,令舌位变更,则语言不清,进食不便,口闭合有障碍。本病为婴幼儿常见病症,相当于现代医学中的舌下腺炎。

●偏方 芙蓉叶糊

[处方] 芙蓉叶 30 克。

[用法] 将芙蓉叶捣烂,敷脐部,外用纱布覆盖,胶布固定。

[主治] 重舌,吐舌,马牙。

（八）脐疗治疗肿瘤偏方

1．瘿瘤

瘿瘤,俗称"大脖子",现代医学称为"甲状腺肿"。本病多与地区水质有关,并由于情志郁结,气机不利,脾胃内伤,运化失职,痰湿内生,气滞痰结而成。本病多发于颈部,漫肿或结块,但多皮色不变,也不疼痛,缠绵难消,且不溃疡。

● **偏方1　消瘿膏**

［处方］(1)麻油 500 毫升,象贝、红花各 10 克,蓖麻仁 20 粒,五铢钱 2 个,蟾蜍 6 个,头发 1 小团,红丹 15 克。(2)乳香、没药、儿茶、麝香各 1.2 克。

［用法］首先将方(1)中的红丹另研为细末备用。再将其余药物放入麻油浸泡 1 天,倾入砂锅中,文武火煎熬,至药炸枯时滤去药渣,取药油再熬至滴水成珠时,徐徐加入红丹,不断搅拌。继之取方(2)药物混合研末,把药末掺入药油中搅拌均匀,离火冷却,收膏备用。用时取药膏 1 小团,约蚕豆大,摊于一块白布或蜡纸上,贴于患者脐窝之上,外用纱布束紧,或加胶布贴紧固定。每 3 天换药 1 次,贴至瘿瘤消失为止。

［主治］瘿瘤,颈部触及包块,皮色不变,呈漫肿状,或有结节。

［出处］《中医药物贴脐疗法》

［说明］如无麝香者,可用公丁香代之。

● **偏方2　散瘿饼**

［处方］昆布、海藻、黄药子、夏枯草、丹参、生牡蛎、三棱、莪术各 30 克,麝香末 3 克,面粉适量。

［用法］诸药除麝香末外混合研为粗末,加水置于砂锅中煎 2 次,去渣,取 2 次药液混合熬成厚膏备用。用时取 15

克,加面粉适量捏成圆饼(直径约 1.5 厘米),蒸熟,再
把麝香末 0.5 克纳入脐中,上置药饼,胶布固定。2 日
换药 1 次,3 个月为 1 疗程。

[主治] 痰气互结,脉络瘀阻所致的瘿瘤。

[出处]《中医脐疗大全》

[说明] 若同时配合本方内服,疗效更佳。

● **偏方3　黄药蛤蟆胆膏**

[处方] 黄药子 20 克,蛤蟆胆 5 个,米醋适量。

[用法] 将黄药子研末过筛,继将活蛤蟆胆穿破取汁,加入黄药
子末调匀,再加米醋适量调成膏,分 2 份分别敷于脐中
及颈部瘿块上,纱布盖之,胶布固定。每日 1 次,10 日
为 1 疗程。

[主治] 瘿瘤初起,瘤体肿硬。

[出处] (中医验方)

[说明] 如在贴药期间,每天用海带 30 克,红糖 15 克,水煎内
服,其效更佳。

2.乳腺纤维瘤

乳腺纤维瘤属于中医"乳癖"范围,民间称之为"乳核"。本
病为妇女常见的乳房良性肿瘤,好发于 18~25 岁青年妇女。

中医认为,本病多因郁怒伤肝,思虑伤脾,冲任失调,以致乳
络气机阻滞,血瘀痰凝,聚结成核。

● **偏方1　乳核膏**

[处方] 川乌 10 克,草乌 6 克,蟾酥 3 克,蜂蜜适量。

[用法] 诸药共研极细末,瓶装密封备用。每次取药末 2.5 克,
以蜂蜜调膏,敷于患者脐孔穴及乳核上,外以纱布覆
盖,胶布固定。每天换药 1 次。

[主治] 乳癖。乳中触及肿块,推之可动。

[出处] (中医验方)

● **偏方 2　乳核初起方**

[处方] 山慈姑、蚤休各 15 克,蟾酥 5 克,陈米醋适量。

[用法] 将诸药混合研碎为细末,过筛后加米醋适量,调和成膏。每次取药膏适量,分别贴于患者脐孔和乳核部位。贴药后以胶布贴紧固定。每天换药 1 次,10 天为 1 疗程。

[主治] 乳核初起。

[出处]（中医验方）

[说明] 贴药期间忌食生鸡、鲤鱼、猪头肉、狗肉等。

3. 子宫肌瘤

　　子宫肌瘤是女性生殖器官中最常见的肿瘤,多见于 30～50 岁的育龄期妇女。本病多因情志内伤,或寒邪客于胞宫,冲任失调,气血不和,以致寒凝毒聚,气滞血瘀,日久则发病。

　　本病临床表现为月经量少,月经提前或推后,经期前后胸胁乳房胀痛,或月经量多,色紫黯成块,腹部疼痛拒按,或白带增多,气味恶臭,下腹触及包块,质地较硬。如发现上述症状,应做妇科检查,早期诊断。

● **偏方 1　散结膏**

[处方] 天南星 12 克,土鳖虫 18 克,蜈蚣 12 条,马钱子 50 粒,川乌、乳香、没药各 18 克,凡士林适量。

[用法] 将以上药物共研为细末,过筛后,以凡士林调匀成膏,取药膏适量,摊于纱布棉垫上,贴敷于患者脐孔及下腹部包块处,外用胶布固定。每次敷 2 小时取下药膏。

[主治] 子宫肌瘤。

[出处]《中医药物贴脐疗法》

[说明] 如患者有皮肤过敏者,可搽肤轻松软膏。

● **偏方 2　丹火透热疗脐法**

[处方](1)丹药:硫磺粉 30 克,朱砂、雄黄各 12 克。(2)丹座药:

法夏、南星各 30 克,木香、两头尖各 18 克,蜂蜜适量。

[用法] (1)丹药制法:将硫磺粉放铜勺中微火烊化,和入雄黄、朱砂调匀,趁热倾注在平盆上冷却,即成片状。(2)丹座制法:将上述丹座药共研细末,蜂蜜调为膏状,捏成中心凹陷如栗子大之丹座。将丹座置于脐中穴及下腹包块痛处之上安放平稳,取瓜子大的丹药片,放在丹座凹陷中点燃,以皮肤有热灼感为度,熄火后用油纸和纱布外敷 2 小时,每天 1 次。

[主治] 子宫肌瘤。

[出处]《中医验方大全》

[说明] 用药期间禁吃生冷、酸辣、生鸡、鲤鱼、猪头肉、发菜及酒类。

● 偏方 3

[处方] 桂枝、茯苓、桃仁、赤芍、丹皮各等量,陈米醋 30 克。

[用法] 诸药混合研为细末,过筛后,瓶贮备用。用时取药末 30 克,以米醋调和,制成厚药膏,将药膏分为 2 份,分别敷于脐部及少腹肿块表面之上,外盖纱布,胶布固定。每天换药 1 次,10 天为 1 疗程。

[主治] 寒凝瘀阻所致的子宫肌瘤。

[出处] (中医验方)

4. 肝癌

肝癌是常见的一种恶性肿瘤,有原发性肝癌和继发性肝癌。本病的发生,以 30~50 岁比较多见,男性多于女性。

现代医学认为,本病与肝吸虫、乙型肝炎、肝硬变密切相关,同时与粮食霉菌(黄曲霉菌)感染有一定关系,而机体免疫系统功能水平低下,抗病能力衰弱,则是发生肝癌的内因。

● 偏方 1　肝癌膏贴脐法

[处方] 水红花籽或水红花全草 50 克,莪术、三棱各 30 克,阿魏

30 克,樟脑粉 10 克,活蛤蟆 1 只。

[用法] 先将前 3 味药分别打碎为粗末,次将活蛤蟆剖腹(不去内脏),然后把粗药末与蛤蟆放入锅中加水,文武火煎汤液,捞去药渣,最后加入阿魏末、樟脑粉同煎熬,调成膏备用。用时取药膏适量摊布于 2 块厚白布上,厚约1.5 厘米,贴在患者脐窝、肿块痛处之上,外加胶布固定之。每天换药 1 次。

[主治] 原发性肝癌,右上腹肿块,质地坚硬,表面结节不平,推之不移,肿块疼痛,腹膨胀满,脐突,青筋暴露。

[出处] 《中医药物贴脐疗法》

[说明] 贴脐后,患者感觉皮肤发痒时,则揭下药膏,休息 1~2天,待脐部皮肤不痒时,再续贴 1 次。

●偏方 2　肝癌丸填脐法

[处方] 巴豆仁 15 克,硫磺 6 克,轻粉 6 克。

[用法] 先将巴豆仁捣烂如泥,加入硫磺、轻粉共捣均匀,捏成圆形药饼 1 个备用。用时取纱布一层铺在患者脐孔上,再将药丸对准脐孔置于纱布上面,以手往下压平,外覆盖纱布,胶布固定。隔天换药 1 次。

[主治] 肝癌后期,大腹水肿,腹膨胀如鼓,小便短少。

[出处] 《中医脐疗大全》

[说明] (1)填敷药丸之后 1 小时,大小便即通泻并下,等到患者自觉脐孔有灼热和发痒感时,即可以去掉药丸。(2)本方药性极毒,制作时谨防入口,以免发生中毒事故。

●偏方 3　肝癌止痛方

[处方] 龙脑冰片 80 克,丁香油 30 毫升,大曲酒 500 毫升。

[用法] 先将龙脑冰片研末,倒入大曲酒中溶化,然后把丁香油倒入,同摇至均匀,密封保存。用脱脂棉球蘸上药液,涂搽于患者脐窝处及肿块疼痛处之皮肤上,每隔 1 小时涂搽 1 次,待痛减轻后,可酌情减少搽药次数。

［主治］肝癌疼痛。

［出处］《中医脐疗大全》

［说明］(1)冰片务必要用龙脑冰片,因其药力强,而一般冰片的渗透力差,故不宜用。(2)皮肤溃烂处勿搽此药。

● 偏方4　肝癌脐敷法

［处方］穿山甲末30克,乳香、没药适量,鸡血藤少许。

［用法］用穿山甲末喷入乳香、没药醇浸液,加入鸡血藤挥发油,食醋调糊,敷贴于脐部。

［主治］肝癌瘀血积聚。

［出处］《民间敷灸》

(九)脐疗治疗其他病症偏方

1. 晕车晕船

本病是由于车船的不规则颠簸,过度地刺激内耳前庭而致,可表现为恶心、头痛、眩晕、呕吐等,属祖国医学"呕吐"、"眩晕"范畴,但又与一般呕吐不尽相同。

● 偏方1

［处方］风油精。

［用法］将风油精数滴滴入肚脐眼,外用伤湿止痛膏或胶布封固。

［主治］晕车晕船引起的不适。

［出处］《大众中医药》

● 偏方2

［处方］生姜1片,伤湿止痛膏1张。

［用法］将姜片放肚脐内,伤湿止痛膏固定,乘车船前30分钟贴。

［主治］晕车晕船。

●偏方3

[处方] 无极丹 20 粒。

[用法] 将无极丹研为细末,取适量用生姜汁调成糊状,填满肚
脐,纱布覆盖,胶布固定。乘车船前半小时贴敷。

[主治] 恶心,头痛,眩晕,呕吐,面色苍白,冷汗,苔白,脉细数。

[出处]《中医敷脐疗法》

●偏方4

[处方] 赭石、生半夏、吴茱萸、泽泻各 2 克,冰片 1 克,生姜
适量。

[用法] 将前 5 味药研为细末,用生姜汁调,敷于脐部,上盖塑料
薄膜,外用胶布固定。乘车前半小时贴敷。

[主治] 晕车,晕船,恶心呕吐。

[出处]《中医敷脐疗法》

2. 化疗胃肠反应

●偏方　和胃散

[处方] 姜半夏、白术、砂仁各 150 克,陈皮、云附各 100 克,木香
60 克,甘草 30 克。

[用法] 各药研为末,调匀,装瓶密封备用。用消毒棉球擦净肚
脐,取和胃散 0.5 克填于神阙穴内,再用麝香止痛膏贴
于肚脐上封固,48 小时更换 1 次。

[主治] 恶性肿瘤化疗中引起的胃肠反应。

[出处]《中医杂志》

3. 体温过低

●偏方　艾灸法

[处方] 艾条 1 支。

[用法] 患者仰卧,手持艾条悬灸脐部,热度以舒适能忍受为

度,每日 1 次,每次 30 分钟,7 天为 1 疗程。

[主治] 体温过低,乏力。

[出处]《中医脐疗大全》

4. 淹溺

人淹没于水中,呼吸道被水、污泥、杂草等堵住,或因喉头、气管发生反射性痉挛,引起窒息或缺氧,导致呼吸、心跳停止而致死者,称淹死和溺死。淹溺后能生存者,称为濒临淹死。淹溺主要造成急性呼吸衰竭,须立即抢救。

●**偏方 1 皂角散**

[处方] 皂角 60 克。

[用法] 将皂角研为细末,用布包裹,反复推运脐周,出水即可。

[主治] 淹溺昏迷,小腹胀满积水。

[出处]《敷脐妙法治百病》

●**偏方 2 食盐方**

[处方] 食盐适量。

[用法] 将溺者放在长凳上,抬高下肢,用食盐反复擦其脐部,待水流出即可。如胸口温者,多可救治。

[主治] 淹溺昏迷,脘腹胀满。

[出处]《本草纲目》

●**偏方 3 灶灰方**

[处方] 灶灰(即柴灰)适量。

[用法] 将灶灰放入锅中,引火炒热,分作 2 份,用布包裹,趁热熨于患者肚脐及胃脘处,药冷则再炒再熨。

[主治] 适用于冬季淹溺昏迷。

[出处](民间验方)

5. 气功纠偏

在练气功过程中,出现的头胀、胸闷、幻视、幻觉、气逆等感觉,即为练功偏差。多由急于求成,强行追求某些效果,勉强追求深长呼吸,强制意守某个部位等原因,以致气机不畅,或气机上逆,或心神失常所致。

● **偏方 1　五倍散**

[处方] 五倍子适量。

[用法] 将五倍子研为细末,用淡盐水调为糊状,敷神阙穴。

[主治] 练静功时意守不当,呼吸不均或一味追求气贯丹田,出现下坠、气憋、气胀现象者。

[出处]《实用中医内科杂志》

● **偏方 2　茱萸糊**

[处方] 吴茱萸 6 克。

[用法] 将吴茱萸研细末,用温水调,敷脐部,纱布覆盖,胶布固定。每日敷药 1 次。

[主治] 头昏脑涨,胸闷憋气,心烦心跳或幻视幻觉,或小腹坠胀,或自感气从小腹上逆,及口干喉痒,肢体酸痛。

[出处]《中医敷脐疗法》

● **偏方 3　牡蛎五味散**

[处方] 煅牡蛎、五味子各等份。

[用法] 上药共研细末,取适量用醋调,填敷脐部,外用纱布覆盖,胶布固定。每日敷药 1 次。

[主治] 头涨,胸闷,幻视幻觉,气逆等。

[出处]《中医敷脐疗法》

6. 失语症

失语症是由大脑皮质言语代表区的病变所引起的言语表达或理解障碍的病症。根据失语症的性质,总的可分为感觉性失语和运动性失语。

● **偏方 1　玫瑰柠檬蜜**

[处方] 玫瑰花 6 克,柠檬 10 克,蜂蜜 20 克。

［用法］上药混合共捣烂,取适量放入患者脐孔内,纱布覆盖,
　　　　胶布固定。

［主治］失语。

［出处］(经验方)

●偏方2

［处方］菖蒲、远志、薄荷、胆南星各等份。

［用法］上药混合压粉,取药粉2克,用生姜汁调糊,敷于脐内,
　　　　纱布覆盖,胶布固定。

［主治］失语。

［出处］(经验方)

7. 雷击

　　雷击是雷雨时天空中带电荷的云层向在山顶、大树、空旷处
的人体放电现象。雷击是一种特殊形式的电击,性质与触电相
似,主要是对呼吸系统和心脏的伤害。症状可见抽搐、休克、心脏
呼吸极弱的假死状态,严重者可立即死亡。

●偏方

［处方］活蚯蚓数条。

［用法］将活蚯蚓捣烂,敷脐部。纱布覆盖,胶布固定。

［主治］雷击。

［出处］《外治寿世方》

［说明］雷击和严重触电是危重病症,要以综合措施积极抢救,
　　　　中医脐疗可作为心肺复苏的一项辅助措施。

8. 延缓衰老

　　衰老是人们不可抗拒的规律,但是延缓衰老却是可以做到
的。衰老多由心、肝、脾、肺、肾五脏虚衰,特别是肝、脾、肾的虚衰
而致。

●偏方1

[处方] 松叶、柏实各 30 克。

[用法] 上药共捣烂,敷脐部,外用胶布封固,或做成药物兜肚,每 10~15 天换药 1 次。

[主治] 健忘,对事物反应迟钝,体力下降,听力减退,食欲欠佳,倦乏无力。

[出处]《中医敷脐疗法》

● 偏方 2

[处方] 小茴香、补骨脂、葫芦巴、巴戟、胡桃仁各 10 克,麝香 0.15 克。

[用法] 上药共研细末,取适量白酒调匀,敷脐部,7~10 天换药 1 次。或将上药末做成兜肚,15 天换药 1 次。

[主治] 体力下降,听力衰退,倦乏无力,健忘,行动欠灵活等。

[出处]《中医敷脐疗法》

9. 养生保健

　　祖国医学有丰富的养生保健、抗衰老的理论、药物和方剂,敷脐疗法对于养生保健、抗衰老也有其独特的作用,通过敷脐疗法,增强人的体质,提高免疫力,抗衰老,抗过敏,调节植物神经功能,改善微循环等。激发人的精神活力,调节体内外环境的平衡状态,消除病邪侵害,推迟生命的衰老进程,从而"尽终其天年,度百岁乃去"。

● 偏方 1　长生延寿丹

[处方] 人参、附子、胡椒各 21 克,夜明砂、没药、豹骨、龙骨、五灵脂、白附子、朱砂、麝香各 15 克,青盐、小茴香各 12 克,丁香、雄黄、乳香、木香各 9 克。

[用法] 上药共研末(麝香另研)。用面做条圈于脐上,将上药末分 3 份,先取麝香 0.15 克入脐中,再以 1 份药末入面圈内,按药令紧,中插数孔,外用槐树皮 1 片盖于药上,以艾火灸之,待热气透身,患者必倦如醉,灸 5~7 壮,

遍身大汗,若不出汗,则病未除,可待 3～5 日再灸之,令遍身出大汗为度。

[主治] 健身益寿。

[出处]《东医宝鉴》

● 偏方 2　四君子散

[处方] 人参、白术、茯苓、炙甘草各等量。

[用法] 上药共研细末,取适量和水,调成糊状,敷于脐中。

[主治] 久病体虚,倦怠无力,食欲不振。

[出处] (中医验方)

● 偏方 3　人参散

[处方] 人参 1 只。

[用法] 将人参研为细末,取少许和蜜 (或水) 调成糊状,敷脐部。

[主治] 气虚体弱,脾虚食少,身体疲乏。

[出处] (中医验方)

● 偏方 4　鼠粪散

[处方] 雄鼠粪 (两头尖) 30 克,麝香 0.6 克。

[用法] 将 2 味药各碾成细末,瓶贮。先取麝香 0.2 克,纳入脐中,将鼠粪末填满脐眼,外盖以槐树皮 (预先穿孔数个),再取黄豆大艾炷放在槐树皮上,反复频灸,直至患者自觉热气透身,微微出汗为度。3 日 1 次,坚持灸至患者年龄的壮数。

[主治] 虚劳百疾,抵抗力低下。

[出处] (民间验方)

● 偏方 5　蒸脐却病延年法

[处方] 大附子 (去蒂) 30 克,鹿茸 (酥炙)、茯苓 (人乳拌蒸)、川椒、莲肉各 1.8 克。

[用法] 将附子放童便内浸 1 日夜,炙干,再与余药共研细末,用人乳调做饼状,如银元大小,将药饼针刺 30 孔,放脐内。

［主治］保健强壮,却病延年,补脾肾,益精气。

［出处］《实验特效灸法》

● 偏方6　封脐暖肚膏

［处方］附子、干姜、粟花、土木鳖各 60 克,生姜、老葱各 240 克,丁香 9 克,肉桂 60 克,麝香 3 克。

［用法］前 6 味药用香油 1000 克熬枯去渣,入黄丹 500 克收膏,再入后 3 味药研末搅匀,每取适量药膏贴脐部。3 日 1 换。

［主治］温补脾阳,壮元防寒。

［出处］《清太医院选方》

● 偏方7　彭祖接命丹

［处方］大附子 1 个,甘草、甘遂各 62 克,麝香 1 克,白酒 1000 克。

［用法］附子切片,用纱布包裹,再加甘草末和甘遂末,共浸入酒中半日,用文武火煮,酒干为度,弃甘草、甘遂不用,附片与麝香共捣烂,制成 2 丸,阴干备用。取 1 丸纳入脐内,7 日换药 1 次。

［主治］补髓益肾,益寿延年。

［出处］《串雅外编》

● 偏方8　济众熏脐法

［处方］川乌、乳香、没药、雄鼠粪、续断各 6 克,麝香 0.3 克。

［用法］除麝香另研外,余药共碾细末。食饱后,以麝香填脐眼,荞面圈脐外,填药盖槐皮,艾炷灸之,勿令痛,反泄真气,每年中秋行 1 次,隔 2 日 1 灸,灸至脐内作声,大便下涎物为止,只服米汤,食白粥,黄酒助力。

［主治］强身健体,延年益寿。并治虚痨,骨蒸潮热,咳嗽吐血,自汗盗汗。

［出处］《理瀹骈文》

● 偏方9　太乙真人熏脐法

［处方］麝香、龙骨、虎骨、蛇骨、附子、木香、丁香、乳香、没药、雄黄、

297

朱砂、灵脂、夜明砂、胡椒、小茴香、青盐、两头尖各等份。

[用法] 上药除麝香另研外,余药共研细末,将麝香填脐中,用荞面圈脐外,填药,上盖槐皮,用艾灸之,汗出病已。如畏灸者,可把艾和药装袋,铺腹上,熨斗熨之,逼药气入肚,但令温暖即止,亦效。

[主治] 补诸虚百损,益寿延年。通治劳伤,失血及阴虚遗精,白浊,阳痿,精神倦怠,妇女子宫冷等症。

[出处] 《理瀹骈文》

● 偏方 10 蒸脐治病法

[处方] 五灵脂(生用)、斗子青盐(生用)各 15 克,乳香、没药各 3 克,夜明砂(微炒)6 克,地鼠粪(微炒)9 克,葱头(干者)6 克,木通 9 克,麝香少许。

[用法] 上药研为细末,用水和菀面做圆圈,置脐上,将前药末 6 克放于脐内,用槐皮剪钱,放药上,以艾灸之,每岁 1 壮,药与钱不时添换。

[主治] 强壮脾胃,抗病却疾,长生耐老。

[出处] 《针灸大成》

● 偏方 11 蒸脐补气散

[处方] 五灵脂、夜明砂、枯矾各 30 克,麝香 0.15 克。

[用法] 除麝香外,余药共为细末,分 4 包存贮,备用。每逢春分、秋分、夏至、冬至先一日,用温水先将脐眼洗净,纳麝香于脐内,将荞面为圈,烘微温放脐上,用药一包铺圈内,以艾绒做团,每团重 0.18 ~ 0.3 克,放药末上,用香火燃烧,若干岁即烧若干团,烧完用荞面做饼盖圈上,俟药冷缓缓取下,忌茶 7 日。

[主治] 强身健体,益气补虚。治气虚体倦,肚腹畏寒,下元虚冷症极效。

[出处] 《增广验方新编》

[说明] 面圈深约 3 厘米,横径约 5.5 厘米,面饼如圈大。如无

荞面,麦面也可。久久行之,不可间断,受益无穷。

●偏方12　延年益寿灸

[处方] 细盐、艾炷。

[用法] 将细盐放入脐内,隔盐灸三五百壮。

[主治] 益气轻身,延年益寿。

[出处]《类经图翼》